Rüdiger Striemer
Raus!

PIPER

## Zu diesem Buch

Rüdiger Striemer, erfolgsverwöhnter Manager in der IT-Branche, wird auf dramatische Weise zu der Erkenntnis gezwungen, dass er »raus« muss. Raus aus dem Job, raus aus seinem Umfeld, am Ende sogar raus aus seiner Wohnung, denn es geht nicht mehr – er kann nicht mehr. Erst diese Kopfschmerzen. Dann der Schwindel, plötzlich und immer wiederkehrend. Und dann kommt die Angst. Unbestimmte Angst, die immer stärker wird, seine komplette Wahrnehmung bestimmt, schließlich zur Hölle wird, bis nur noch Angst in ihm ist – und Panik. Bis er nicht mehr auf die Straße gehen kann. Rüdiger Striemer erzählt die Geschichte eines Menschen in der Mitte des Lebens, der sich selbst in eine psychiatrische Klinik einweist. Weil er keinen anderen Ausweg mehr sieht.

*Rüdiger Striemer* wurde 1968 in Bochum geboren, hat Wirtschafts- und Sozialwissenschaften studiert und an der Technischen Universität Berlin in Informatik promoviert. Seit dem Jahr 1999 ist er bei der adesso AG beschäftigt und Co-Vorsitzender des Vorstands in dem Unternehmen, welches in Europa über 1300 Mitarbeiter beschäftigt und große DAX-Konzerne zu seinen Kunden zählt. Rüdiger Striemer lebt in Berlin.

Rüdiger Striemer

# RAUS!

Mein Weg von der Chefetage
in die Psychiatrie und zurück

**PIPER**
München Berlin Zürich

*Mehr über unsere Autoren und Bücher:*
*www.piper.de*

MIX
Papier aus verantwor-
tungsvollen Quellen
FSC® C083411

Ungekürzte Taschenbuchausgabe
Piper Verlag GmbH, München/Berlin
April 2016
© Berlin Verlag in der Piper Verlag GmbH, Berlin 2015
Alle Rechte vorbehalten
Umschlaggestaltung: ZERO Werbeagentur, München
Umschlagabbildung: FinePic München
Typografie: Birgit Thiel, Berlin
Satz: psb, Berlin
Gesetzt aus der Melior
Druck und Bindung: CPI books GmbH, Leck
Printed in Germany    ISBN 978-3-492-30892-2

# INHALT

Prolog 7

Gisela 11

Schwindel 20

Aufnahmestation 29

Neuruppin 42

Schicksalsgemeinschaft 56

Abgrund 68

Rundweg 83

Eiszeit 95

Alltag 108

Sicherungskasten 124

Ursachenforschung 138

Todesnacht 151

Freud 160

Zwanzig 171

Paket 184

Weihnachten 196

Lichtung 208

Auswilderung 221

Schluss 237

Wenn Silke ohne ersichtliche kalendarische Notwendigkeit anruft und dann, weil sie mich nicht erreicht, eine SMS schickt; wenn sie darin um dringenden Rückruf bittet, sofort, oder jedenfalls sobald ich fünf Minuten Zeit habe und allein bin; wenn meine alte Schulfreundin Silke ihrer Funktion als Kristallisationspunkt unseres damaligen Freundeskreises auf diese eindringliche Weise gerecht wird: Dann ist einer von uns tot.

Es ist Gisbert. Stille im Hörer. Silke hört mich atmen.

Ich mich auch. Sie lässt mir lange Zeit – bis die Synapsen in meinem Hirn eine halbwegs tragfähige Verschaltung hergestellt haben, bis sich die relevante Information in mein Bewusstsein gedrückt hat – die Information, dass Gisbert sich umgebracht hat.

Dabei war Silke ziemlich vorsichtig. Zuerst erfahre ich, dass es schlechte Nachrichten gibt. Wusste ich ja. Dann, dass jemand tot ist. Ahnte ich. Dann, dass es Gisbert ist. Schock! Dann, dass er sich das Leben genommen hat. Aber doch nicht Gisbert! Dann, dass er sich erhängt hat. Nie, nie im Leben! Moment! Stopp! Aus! Notbremse!

Es schaltet und rattert. Die komplizierte Chemie in meinem Gehirn lässt sich verdammt viel Zeit. Das kann alles nicht wahr sein. Gisbert! Doch nicht Gisbert! Aber Realität bleibt es doch. Mein Nachbarsfreund zu Jugendzeiten, mein Schulfreund zu Abiturzeiten, mein Kumpel während der ersten 20 Jahre meines Lebens, er hat sich entschieden. Kurzfristig. Für den Tod.

Hätte es noch irgendeiner Motivation für dieses Buch bedurft – hier wäre sie gewesen. Dabei waren ein paar wenige Seiten schon geschrieben, als Silke anruft und ich erstmalig seit dem letzten Sommer wieder an Gisbert denke. Damals war ich seit ein paar Wochen zurück aus der Klapsmühle; aus der psychiatrischen Klinik, wo ich zwei Monate verbracht hatte, wegen Angststörungen und Depressionen. Letzten Sommer, bei unserem buchstäblich letzten Treffen, kam Gisbert viel zu spät, schon etwas angetrunken, gar nicht seine Art. Es gab einen Anlass für unser Treffen: 25 Jahre Abitur, da lässt man sich sehen, auch ich, auch Gisbert. Er stand, wie immer umringt von allen möglichen Leuten, am anderen Ende der Kneipe, im Haus Rietkötter, in Bochum. Ich kämpfte mich durch, klopfte auf seine Schulter, er drehte sich um, große Freude, wir nahmen uns in den Arm und begrüßten uns. Menschen um uns herum, alle schon angetrunken, Gisbert auch, ich auch. Die Konzentration schwankte zwischen den vielen Menschen; Lachen hier, ernst sein da, Winken dort. Die Musik wurde lauter, die ersten sangen. Knof schaute von unten rauf, hob die Hand, krähte was. Noch ein Schnaps. Oder eine paffen? Nee, ich nicht. Nicht mehr. Obwohl … Wo ist Gisbert? Menschenwogen wogen die Menschen durcheinander. Luft. Wir waren draußen. Borgel, Silke, Kai und ich. Gisbert? Ist in der nächsten Gruppe, ab zum Intershop. Knof krähte.

Das war's. Das Nächste ist Silke mit ihrem Anruf. Dann Borgel, der die Grabrede hält. Gut gemacht. Kai, Anja, die olle Beck, Frau Kurtz und das Schnittchen: Alle sind da. Knof traurig, sehr traurig. Ich auch. Will nur wieder zurück nach Hause, nach Berlin. Gisbert war meiner Erinnerung nach der beliebteste Mensch, den ich kannte. Immer gut gelaunt, immer ein Lachen, einen Spruch, einen lockeren Schlag auf die Rippen. Aua! Gisbert eben. In letzter Zeit muss das anders gewesen sein. Depression, Angst. Und daraus hat er die Konsequenz gezogen. Mit einem Strick.

Das ist mir erspart geblieben. Der Weg in den Abgrund war bei mir ein anderer, mein Zustand war derselbe: totale Hoffnungslosigkeit, wochenlang andauernde Angstzustände, nächtliche Panikattacken; Tage ohne die geringste Zuversicht, jemals wieder so etwas wie Lebenslust zu spüren. Der Weg in den Abgrund führte bei mir über etwas, was heute allgemein Burnout genannt wird und für das es keine einzige anerkannte medizinische Definition, aber Tausende von Zustandsbeschreibungen gibt. Diesen möchte ich nicht eine weitere hinzufügen. Ich will nicht mal über das Thema Burnout schreiben. Ich will über meinen Weg in den Abgrund schreiben, über die anschließenden zwei Monate im Wald, in einer psychiatrischen Klinik; über zwei Monate mit mir selbst und darüber, wie wir beide uns vertragen haben.

Burnout hin oder her: Sich einzugestehen, eine psychische Macke zu haben, einen Sprung in der Schüssel, das geht nicht so zwischen Suppe und Kartoffeln. Es dann zu akzeptieren und konsequente Schlüsse daraus abzuleiten – purer Zufall, ob die Umstände das ermöglichen. Ich hatte Glück, entkam dem Strick. Ich ging in eine psychiatrische Klinik. Eine Klinik mit Spezialisierung auf Angsterkrankungen, Depression, Sucht. Keine psychopatischen Erkrankungen, keine geschlossene Abteilung – es könnte einen viel schlimmer erwischen. Und doch ein harter Schnitt: Raus! Raus aus dem Leben, einmal die Seele auf links krempeln, ohne Rückfahrkarte. Was danach passiert, weiß man vorher nicht, ahnt man nicht. Meistens kommt es anders, als man denkt. Heute mein Leben, morgen eine Überraschung. Einmal die Wundertüte für Jungs, bitte. Die große, mit dem neuen Leben drin!

Zwei Monate im Wald. Mit mir. Und mit anderen Patienten, mit Ärzten und Therapeuten. Mit lauter Menschen, die ein Recht auf Privatheit und Anonymität haben; die deshalb in diesem Buch ein Eigenleben entwickelt haben, das sie ganz und gar ablöst von ihren ursprünglichen Vorbildern und Lebensläufen. Insofern wäre jede Ähnlichkeit mit toten oder lebenden Personen absolut zufällig und ungewollt.

Was ich erlebt habe, ist genau das, was in diesem Buch steht.

Grobe Leberwurst soll also zu meiner Genesung beitragen. Ich lange zu. Was soll's, ich bin hier, um wieder klarzukommen. Fettes Essen ist nicht gesund, so ist das wohl. Aber das ist mir ganz egal, denn es geht mir nicht gut. Ich habe abgenommen in den letzten Monaten. Dabei habe ich erst vor einem halben Jahr das Rauchen aufgegeben. Auf die Waage bringe ich nur noch knapp 88 Kilo, dabei bin ich ziemlich groß, fast zwei Meter. Idealgewicht, könnte man sagen. Aber mit absteigender Tendenz. Mir ist das fast egal, Hauptsache ich werde bald wieder normal. Ganz sicher bleibe ich hier keine sechs Wochen, was für eine absurd lange Zeit.

Ich habe gerade mein Gegenüber im Speisesaal kennengelernt, nur habe ich leider seinen Namen nicht gehört, so geht es mir immer. Obwohl, das ist eigentlich falsch, ich habe den Namen wahrscheinlich gehört, aber nicht verstanden. Vielleicht habe ich ihn sogar verstanden, mir aber nicht gemerkt. Namen sind bei mir sofort weg, jedenfalls in letzter Zeit. Mann, ist das ärgerlich: Ich denke noch »pass auf, er wird dir jetzt seinen Namen sagen«, und bevor ich zu Ende gedacht habe, hat er mir seinen Namen gesagt, und ich habe nicht aufgepasst. »Ich bin Rüdiger«, höre ich mich sagen, und ich reiche ihm meine Hand, was ihm einige Umstände bereitet, denn er muss die Gabel aus der Hand legen, mit der er gerade eine Gurke aufgespießt hat, um sie auf sein Brot zu legen.

Abends gibt es Brot, Abendbrot. Und Salate. Und Käse, Wurst, manchmal gedünstetes Gemüse, wenn wieder mal jemand ebendas zum Thema gemacht hat in der Mittwoch-mittagsmeckerstunde. Ich bemühe mich um ein freund-liches Lächeln, und das meine ich durchaus ernst. Ich bin etwas erleichtert, nicht so ganz allein zu sein hier am Ende der Welt, und der Mann an meinem Tisch, dessen Namen ich nicht verstehe oder höre oder hören will, will auch freundlich sein. Er lächelt. Jürgen oder Wolfgang oder Horst lächelt. Ich glaube Wolfgang. Egal, wir verständigen uns wortlos darauf, dass wir uns wortlos verständigen. Er lä-chelt, ich lächle. Mein erster sozialer Kontakt, wenn man von der Stationsschwester absieht, die mich hier eingeführt hat, vor ein paar Stunden.

Wolfgang. Der ist also auch bekloppt, denke ich, und meine Gefühle dabei sind gemischt. Einerseits bin ich schließlich auch hier. Einerseits. Andererseits habe ich keine Idee, was die Leute hier so haben. Das heißt, theo-retisch weiß ich das sogar. Die Beschreibung im Internet hat das ja sehr genau aufgelistet: Depression, Angststörun-gen und Suchterkrankungen. Und Burnout. Letzteres ist auch mein Grund, hier zu sein. Also habe ich – anders als die anderen – keine psychische Störung, ich habe eben Burnout. Sonst ist alles gut, ich muss mich hier jetzt mal er-holen, und dann werde ich wieder ganz der Alte, bestimmt. Und bestimmt werden hier noch ein paar mehr sein, denen es ähnlich geht.

Und dann sind da die mit den psychischen Störungen – Depression, Angst, Sucht. Na ja gut, also eine Angststörung habe ich wohl auch, das kann ich wirklich nicht leugnen, dazu hat es mich viel zu sehr aus der Bahn gehauen. Aber Depression? Vielleicht, irgendwie. Sucht? Das wohl nicht. Ich frage mich, wieso Wolfgang hier ist, aber ich frage eben mich, nicht ihn. Wenn es zum guten Ton gehören würde zu fragen, würde er mich fragen. Tut er aber nicht, also halte ich auch die Klappe, jedenfalls zum Thema Krankheit und Diagnose. Wolfgang ist nett, lächelt mich an. Ich glaube, er will mir ein gutes Gefühl geben. Ich werde etwas ruhiger, schaue ihn an, beobachte, wie er sein Abendbrot sortiert, wie er im Raum umherschaut, dabei immer wieder bei mir landet, lächelt, Ruhe ausstrahlt, Zuversicht.

Wolfgang macht keinen unglücklichen Eindruck, auch keinen beunruhigten oder verrückten. Wolfgang sitzt einfach da und isst sein Abendbrot. Fast habe ich den Eindruck, als sei er zufrieden. Aber was sagt mir das schon, ich bin gerade vor ein paar Stunden angekommen, ich habe überhaupt keine Idee, was Wolfgangs vermeintliche Zufriedenheit wohl bedeuten kann. Ich bin unsicher, lächle zurück, schaue umher. Die Tische sind nur teilweise besetzt. Entweder die Klinik ist nur halb belegt, oder jeder macht hier, was er will, und kommt zum Essen oder nicht. Später werde ich lernen, dass das Abendbrot das Highlight des Tages ist, die letzte große Aktion, bevor alle sich zurückziehen und wer weiß was machen.

Aber heute ist es hier ruhig, fast unangenehm ruhig. An meinem Tisch sind vier Plätze eingedeckt, Wolfgangs und meiner und zwei weitere. An meinem Platz liegt eine ordentlich gefaltete Stoffserviette in einem Ring aus Edelstahl. Auf dem Ring hat jemand einen mit meinem Namen bedruckten transparenten Aufkleber angebracht. Dies ist mein Platz, und er wird es bis zum Ende bleiben. Wie alle habe ich einen festen Platz. Erst nach ein paar Tagen wird mir klar, wieso. Denn hier hat jeder irgendwelche Unverträglichkeiten oder ist Vegetarier oder darf auf keinen Fall mit gekochten Kartoffeln in Berührung kommen. Ich selbst entwickle im Laufe der Zeit eine gewisse Aggression gegen die ewigen Dekorationssprossen auf jedem Gericht, aber sonst bin ich eigentlich recht problemlos, wenn man das in einer psychiatrischen Klinik überhaupt so sagen kann. Aber da es nun mal viele Leute mit besonderen Essgewohnheiten gibt und man vom Personal des Speisesaals kaum verlangen kann, neben all den Abnormitäten auch noch die dazugehörigen Gesichter auswendig zu lernen und dann auch noch mit vier Tellern auf den Händen das Richtige ausfindig zu machen und zielstrebig darauf zuzubalancieren, hat jeder seinen Platz. Striemer mit allem und scharf an Tisch fünf mit dem Rücken zum See.

Abends gibt es Buffet, außer mittwochs. Man muss sich am Abend schon selbst um seine Allergien und Unverträglichkeiten kümmern, außer eben mittwochs. Und mittags, da sowieso nicht, denn da gibt es ein Drei-Gänge-Menü vom Allerfeinsten. Seit Jahren esse ich mittags nur das Allernötigste, am liebsten ein bisschen Salat und etwas Brot. Aber nicht etwa, weil ich glaube, dadurch Kalorien zu sparen oder besonders schön zu werden, sondern weil ich sonst unweigerlich einschlafe. Hier ist das egal, denn ich könnte sowieso immer schlafen. Also kann ich auch eine Essenz vom Fasan mit pochiertem Wachtelei und Rosmarincroûtons essen, gefolgt von einem Lammkarree mit Estragon und Petersilienwurzelpüree und dann noch ein Halbgefrorenes von Zitrusfrüchten. Aber abends: Buffet, und nicht zu knapp. Ich habe schon die dritte Scheibe Brot und viel, sehr viel »diverse Saisonsalate«, vorzugsweise mit Mayonnaise und Eiern oder beidem oder Fleischwurst, in mir.

Er lächelt, Wolfgang lächelt und gibt mir das Gefühl, dass er mir ein besonders gutes Gefühl geben will. Ohne zu nerven mit irgendwelchen Fragen. Das finde ich sehr rücksichtsvoll, ich würde ihn auch nicht einfach irgendwas fragen, zumindest nichts allzu Privates. Schließlich geht mich das gar nichts an. Dabei habe ich selbst gar keine Angst vor Fragen. Sprechen kann ich, und ich weiß, warum ich hier bin. Ich habe nichts zu verbergen. Wieso fragt denn der nichts? Er lächelt. Wolfgang ist ungefähr zehn Jahre älter als ich, also Anfang fünfzig, einen Kopf kleiner, hat volles Haar und sieht aus wie jemand, der seine gesunde Hautfarbe und seine normalen Proportionen erst gerade wieder zurückgewonnen hat. Aus seinen Augen blinkt ein Rest Unbeschwertheit, den er sich über die Jahre, Jahrzehnte und über die Erkrankung bewahrt hat. So langsam bekomme ich das Gefühl, dass Wolfgangs Unbeschwertheit mein Ziel sein muss, aber vermutlich irre ich mich da tüchtig, was weiß ich schon von den Umständen, die ihn hierhergebracht haben, und was weiß ich vor allem von den Umständen, die mich hier wieder wegbringen?

Gisela hat mich vor ein paar Stunden hergefahren, und ohne sie wäre es schlichtweg nicht gegangen, denn ich hätte mein Auto nicht mal allein fahren können. Vor Angst. Die Stationsschwestern haben mich dann in Empfang genommen und Gisela das gute Gefühl vermittelt, dass ich aufgehoben bin. Noch eine Stunde zuvor habe ich in meiner Wohnung gestanden und geweint. Geweint, weil ich meine Wohnung verlassen musste, auf unbestimmte Zeit, mit ungewissem Ziel, und das, obwohl ich doch gedacht hatte, ich krieg's auch so hin. Denn ich war ja schlau. Und es durfte doch nicht sein, dass ich wirklich »raus« musste. Raus aus dem Job, aus meiner gewohnten Welt, raus aus dem Leben, aus allem, was bisher war, raus aus der Kontinuität der letzten Jahre, Jahrzehnte.

Aber nun stand ich in meiner Wohnung und weinte. Ich schaute mir alles noch mal an, fühlte mich leer, kalt. Ich drehte die Heizung ab, hier würde so schnell niemand

Wärme brauchen. Es war der 10. November, der Winter würde bald kommen oder jedenfalls tat er so – es wurde langsam kalt. Aber es war sonnig, und so würde es bleiben. Kalt und sonnig, so konnte man es doch eigentlich ertragen. Kälte war in meiner Wohnung und in mir. Hatte ich alles bedacht? Alles war ausgeschaltet, die Fenster waren geschlossen, ich ging durch meine Wohnung und schaute mir alles an. Das war's dann wohl erst mal. Hierher würde ich so schnell nicht zurückkommen. Konnte ich nicht vielleicht doch hierbleiben? Hier war doch mein Zuhause, mein warmes Heim, hier war ich, und nun musste ich weg. Abschied. Abschied von zu Hause. Abschied.

Ich musste weinen. Seit langer, sehr langer Zeit musste ich mal wieder weinen. War es wirklich nötig? Für viele Wochen, vielleicht Monate, mein Heim verlassen? Es klingelte, Gisela stand vor der Tür. Meine herzensgute Nachbarin brachte mich. Man brachte mich. Ich wurde gebracht. Ich wurde in den Wald gebracht, ans Ende der Welt. Aber ich hatte keine andere Idee, habe sie bis jetzt nicht, ich war und bin verzweifelt, froh dass ich überhaupt irgendwohin kann. Später werden Leute sagen, dass sie meinen Mut bewundern, diesen konsequenten Schritt gegangen zu sein – in eine psychiatrische Klinik. Dabei konnte von Mut überhaupt keine Rede sein. Wenn ich irgendwas nicht hatte, dann Mut. Ich war einfach nur verzweifelt, am Ende, ideenlos.

Ich saß nun auf dem Beifahrersitz meines eigenen Autos, im übertragenen Sinn und buchstäblich. Gisela bemühte sich redlich, so zu tun, als würde sie fahren, dabei fuhr ich, denn ich weigerte mich, die Kontrolle abzugeben. Jeden Gang legte ich gedanklich selber ein, jeden Schulterblick machte ich, jedes Mal trat ich aufs Gas, die Warschauer Straße flog an mir vorbei, wie weit weg waren die Sommernächte, die ich hier auf der Mittelpromenade verbracht hatte, voller Glück und Euphorie, weil ich lebte, wo ich leben wollte, weil ich mich hatte und meine Freunde, und ein Bier. Jetzt flog die Oberbaumbrücke an mir vorbei, an der rechten Seite, denn wir bogen ab Richtung Osthafen, dann weiter über die Elsenbrücke. Damals, vor 20 Jahren, war ich kurz nach der Wende immer wieder über diese Brücke gefahren, dann weiter Richtung Dresden. Damals hatte es die neue Flughafenautobahn nicht gegeben, so wie es heute den neuen Flughafen nicht gab, aber die Autobahn.

Gisela und ich fuhren auf ihr Richtung Süden, raus aus der Stadt, durch die unvermeidlichen Tunnel, die man heute bauen muss, wenn man Autobahnen baut und irgendwas im Weg ist, über uns Adlershof oder Rudow oder Schönefeld oder irgendwas anderes, es war ja schon wieder weg, so schnell. Gisela schaltete hoch, wir hatten die Reisegeschwindigkeit erreicht, ich atmete durch, hatte Angst, wie die ganze Zeit in den letzten Wochen, aber jetzt musste ich nur noch eine Dreiviertelstunde durchhalten, und dann würden wir langsamer werden und anhalten, und was dann kommen würde, wollte ich gar nicht wissen, angeblich sollte ich mindestens sechs Wochen da bleiben, im Wald, in der Irrenanstalt, in der Klapse.

Rechts und links flogen die Kiefernwälder an mir vorbei, es war noch etwas warm, dabei hatten wir doch schon November. Die Sonne schien, die Luft war noch immer sommerlich, vielleicht spätsommerlich, aber süß und duftig, voll und aufgeladen und saftig, auch wenn das Fenster nur einen Spaltbreit offen war. Ich bog Gisela auf die A 10 ab, Richtung Frankfurt (Oder), Stettin und Warschau. Ich glaube, sie dachte die ganze Zeit, dass sie fährt, ich bin nicht so sicher, in Gedanken fuhr ich aber selbst, ich saß nur eben auf dem Beifahrersitz. Dabei hätte ich selbst nicht einmal unseren Hof verlassen können, so unbeholfen war ich, zum Glück hatte ich Gisela. Ich steuerte sie weiter auf dem Berliner Ring schleunigst geradeaus, dann ging es rechts ab auf die Autobahn nach Warschau, und da der Standstreifen fehlte, bremste ich Gisela etwas aus, nicht dass wir noch Probleme bekamen, ich wollte nur noch weiter, wollte ankommen, am Ziel, am vorläufigen Ende meiner Reise, wollte weg sein, abschalten, ausschalten, hoffen.

Aber erst mal war ich verstört, unsicher, ängstlich, ich hatte keine Ahnung, wie es weitergeht, und auch keine Wahl, das war vielleicht das einzig Tröstliche, es gab sowieso keine Alternative.

Vielleicht weiß Wolfgang das ganz genau, vielleicht ging es ihm genauso, vielleicht will er mir deshalb etwas Beruhigendes, Vertrautes, Freundliches vermitteln. Ich lächle zurück, unsicher, irgendwie dankbar, aber eben auch unsicher. Mir ist das alles fremd. Das Essen, die Patienten, die Angestellten, der See, der Wald, dieses Gebäude, die Kiefern, der Sand, der blaue Himmel. Gisela hatte mich abgegeben. Hier im Wald. Für sie musste es eine Mischung sein aus Beruhigung, weil sie wusste, dass ich versorgt bin, und Entspannung, weil ich damit erst mal aus dem Rennen war, sie und Eva nicht mehr belasten musste, und das entlastet mich auch.

Ich packte also aus. Besonders großzügig war ich nicht zu mir gewesen, als ich diese wenigen Dinge in meine Tasche geworfen hatte: ein paar Unterhosen, ein paar T-Shirts, Socken, ein weiteres Paar Schuhe, eine zweite Hose, meinen Kulturbeutel, meinen Bademantel, Badelatschen, all das. Viel muss man auch eigentlich nicht haben, denn es gibt eine Wäscherei. Jeden Morgen zwischen 6.30 und 8 Uhr kann ich meine Wäsche abgeben. Unten im Keller von Haus 2. Eine nette dicke Frau nimmt dann meinen Wäschesack entgegen mit dem von mir ausgefüllten Zettel, auf dem alles vermerkt ist, auch meine Zimmernummer, denn die saubere Wäsche wird mir in einem Korb ins Zimmer gestellt, gebügelt und gefaltet, etwas duftend nach Maiglöckchen, so wie die russischen Frauen in der U7 in Charlottenburg.

Die nette dicke Frau lächelt mich an, so wie alle hier. Ob sie denen pro Lächeln Geld bezahlen? Ich glaube das nicht, dazu ist es zu ehrlich, zu authentisch. Vielleicht fühlen sie sich wirklich wohl, anders als die Patienten, für die sie arbeiten. Die fühlen sich schlecht, ich auch. Ich bin da, wo ich niemals hinwollte, in einer psychiatrischen Klinik. Noch vor ein paar Tagen hatte ich mit Professor Winter telefoniert, er bildet unsere Führungskräfte aus und ist insofern berufen, zum Phänomen Burnout Stellung zu nehmen. Als er hörte, dass mit mir irgendwas nicht stimmt, hat er direkt über unsere Personalabteilung Kontakt aufgenommen und mich angerufen.

– Wissen Sie, man muss nicht Vorstand sein. Viele sind dazu gar nicht die Richtigen. Vielleicht müssen Sie das herausfinden. Vielleicht müssen Sie mal raus. Raus aus dem Alltag, dem Job. Manche müssen sogar in eine Klinik. Bei manchen geht es gar nicht mehr anders.

Ich legte auf, grußlos. Was für ein dämlicher Unsinn, dachte ich. Klinik – na klar. Ich bin ja nicht blöd! Ich kriege das schon hin, lasst mich mal machen. Auf keinen Fall gebe ich die Kontrolle ab, wieso denn, ich habe alle Sinne beisammen, bin vielleicht etwas unruhig.

– Unruhestörung. Aha, was meinen Sie damit? Ihnen ist aber schon klar, dass Unruhe und Angst dasselbe sind, oder? Denken Sie drüber nach. Wenn Sie nichts unternehmen, wird die Angst was unternehmen.

Professor Winter war gnadenlos. Mir war schwindlig, wieder.

## SCHWINDEL

Es ist früh. Verdammt früh, ich gähne und frage mich, wieso ich das mitmachen muss. Ich fahre nach Tegel, zum Flughafen. Es ist heiß, schon um diese Uhrzeit, jetzt, im Hochsommer. Seitdem ich meinen Schleichweg nach Tegel optimiert habe, schaffe ich ihn an guten Tagen in 40 Minuten. Morgens ist die Zeit knapp, und ich bin in aller Regel hundemüde, und überhaupt macht mir Autofahren keinen Spaß. Aber es ist immer noch besser, als Taxi zu fahren, das gilt in Berlin vielleicht noch ein bisschen mehr als anderswo. Hier wird man als Fahrgast für die Härten des Taxialltags vom Fahrer persönlich verantwortlich gemacht. Dem liegt die eigentümliche Logik zugrunde, dass das Taxifahrerleben ohne Passagiere doch gewisse Vereinfachungen und Bequemlichkeiten böte. Also bin ich Abfall im Fonds seines Arbeitsmittels, und es geht ihm darum, mich möglichst bald rückstandslos zu entsorgen. Tegel ist dabei alles andere als eine günstige Abladestation. Hier gibt es Tausende Taxis, die auf einem riesigen Parkplatz auf die nächste Tour warten; merkwürdig nur, dass man freitagabends trotzdem kein Taxi bekommt, um den Flughafen zu verlassen. Der Umgang mit Lastspitzen ist diesem System fremd und ungewohnt.

Ich freue mich auf ein Frühstück mit einer Tasse Kaffee und einem Brötchen. Die Lounge der Lufthansa liegt über der Nebelhalle, als Vielflieger muss man sich nicht viele

Gedanken machen, man wird versorgt. Viel Zeit bleibt nicht, aber es reicht. Jetzt geht es gleich los, nach Stuttgart, es gibt nur einen Termin, und dann geht es schon weiter nach Zürich, jedenfalls, sofern sich nichts geändert hat, das werde ich dann schon erfahren. Dieser Stuttgarter Termin ist wichtig, sehr wichtig. Der nächste Meilenstein auf dem Weg zu dem großen Auftrag, der nicht nur Geld und Sicherheit für die Firma bedeutet, sondern auch Beschäftigung vieler Leute, außerdem ein spannendes und großes Projekt, wohl eins der größten, die wir jemals hatten. Das darf nicht schiefgehen, alle schauen auf diesen Vorgang, und ich bin der Chef.

Präziser gesagt bin ich Mitglied des Vorstands, einer von dreien, verantwortlich für die Softwareentwicklung und damit die meisten und die kritischsten Projekte. Etwa tausend Mitarbeiter insgesamt, davon ein paar Hundert unter meiner Leitung. Als ich angefangen habe, damals nach der Promotion, hatte das ganze Unternehmen vielleicht dreißig Mitarbeiter, heute ist allein die Verwaltung so groß (was für sich genommen natürlich nicht unbedingt erstrebenswert ist). Und dabei ist das gerade mal zehn Jahre her, vielleicht zwölf, was für ein absurdes Wachstum. Mein Anteil daran ist gering. Das glaube ich wirklich. Es wurde eben einfach immer mehr, und ich habe irgendwie versucht, mitzuwachsen und mitzuhalten. Hundert Mitarbeiter, zweihundert, fünfhundert, tausend, was ist der Unterschied? Gleich geht es um fünf bis sechs Millionen, das ist Arbeit für fünfzig Leute, ein Jahr lang. Und ein großes Prestigeprojekt, zum Glück bleibe ich cool.

Wenn da nur nicht dieser Druck im Kopf wäre, den ich seit einiger Zeit immer wieder mal spüre und der mir zu schaffen macht, wenn ich mich konzentrieren will, konzentrieren muss. Ich gehe zum Gate, gleich geht es los, nur noch die Sicherheitskontrolle und dann ab in den Bus. Seitdem Tegel so überfüllt ist und schon weit jenseits der Kapazitätsgrenze operiert, fährt man wieder häufiger mit dem Bus zum Flugzeug. Die Türen öffnen sich, und vor uns steht die Maschine. Die Sommersonne brennt, es ist hell, die Luft flattert im Kerosindunst. Die Menschen um mich herum bewegen sich zum Flugzeug, ich schwimme wie sie im Strom, die Treppen hinauf, ich werde unruhig, mir wird schwindlig. Ich kann nicht genau ausmachen, wie weit es noch ist bis zum Flugzeug, wie weit bis zu meinem Vordermann. Mein Kopf fühlt sich an wie unter einer versehentlich mit 1000 Volt betriebenen Trockenhaube, und ich muss mich konzentrieren, um den Boden zu spüren, auf dem ich gehe. Ich suche einen Fixpunkt für meinen Blick, einfach, um Standfestigkeit zu haben. Das Geländer der Gangway gibt mir Halt, ich gehe Schritt für Schritt nach oben, guten Morgen, ein Blick, ein Lächeln, ich soll mich wohlfühlen, 15 D, mein Sitz am Gang; meinen Rucksack und mein Sakko schmeiße ich rauf ins Gepäckfach, setze mich, spüre das Polster, Erdung, Kontakt. Durchatmen, Puls normal, alles gut.

Alles gut? Was war das, und wieso ist es immer noch nicht ganz weg? Ich fühle einen Druck im Kopf, so als ob ich in einer Schraubzwinge stecke, und ich kann mich auf nichts konzentrieren, nicht klar denken, keine vernünftige Analyse meiner Situation anstellen, ich schaue einfach nur geradeaus. Langsam wird es wieder. Wir bewegen uns endlich, und der Flug ist erfreulich ereignislos. Später werde ich mitten im Termin noch mal so einen Schwindelanfall bekommen, aus heiterem Himmel und ohne erkennbaren Anlass. Ich werde das Meeting kurz verlassen und hinausgehen, mich sortieren, versuchen, mich zu sammeln. Keiner wird es merken, der Termin geht ganz gut über die Bühne, und ich kann ohne schlechtes Gewissen weiterreisen nach Zürich. Nicht ohne Gedanken an das Projekt, den Erfolg, den ich doch dringend haben will, den ich brauche, den wir brauchen.

In den nächsten Wochen wird es so weitergehen, es reiht sich Termin an Termin, es geht auf und ab. Mal sind wir ganz nah dran, mal weit weit weg vom Erfolg. Mein Team besteht aus einem halben Dutzend Leuten, die direkt und ausschließlich an diesem Akquiseprojekt arbeiten, und einem weiteren halben Dutzend, die immer mal wieder irgendwelche Sonderaufgaben erledigen. Noch wochenlang, es zieht sich, es nervt. Und die normalen Tagesaufgaben des Jobs bleiben ja bestehen. Mein Verantwortungsbereich ist im Laufe der Jahre gewachsen, nicht ohne mein Zutun. Damals, als es darum ging, den Vorstand neu aufzustellen und eine wachstumsfähige Struktur zu etablieren, als mein Vorgänger in dieser Funktion den Entwicklungsbereich abgab, da hätte ich mich anders positionieren können. Ich war mittlerweile Vorstand für Marketing und Business Development, da hat man zu tun, aber es lässt sich aushalten. Aber irgendwas in mir hat mir gesagt, dass ich mehr Verantwortung übernehmen kann. Es ging nicht um Geld damals, auch nicht um Ruhm und Ehre, die gibt es sowieso nicht, wenn man seinen Job, ob als Pförtner oder als Vorstand, eben einfach macht und immer auf der Hut ist, alles zu tun, was erforderlich und zu erwarten ist; nicht weil man sich absichern will, sondern weil man an sich selbst den Anspruch stellt, zu genügen, ausreichend zu sein, vielleicht sogar gut.

Und das wollte ich, seit jeher. Mein erster Job war der eines Packers in einem Supermarkt, während des Abiturs, 1987. Es war nicht so, dass mein Vater mich ohne Taschengeld ließ, im Gegenteil, ich konnte mich nicht beklagen.

Aber dennoch: Ich wollte es mir beweisen, selbständig sein, jedenfalls teilweise, und so stand ich mittwochs und freitags um fünf Uhr auf und ging zum Supermarkt: sechs Stunden schleppen und einräumen, auszeichnen und sortieren. Anfangs in der Konservenabteilung, später dann der Aufstieg zum Schnapsregal. An die Konserven wurden auch die Anfänger gelassen, denn Konserven sind robust. Beim Schnaps ist das schon etwas anders, das Packen, Entladen, Einräumen und Auszeichnen erfordert eine gewisse Handfertigkeit, wenn man nicht dauernd zur Filialleiterin (Frau Buchholz) laufen will, um sich zu entschuldigen, weil mal wieder eine Flasche zu Boden und dann zu Bruch ging, in Tateinheit.

Besonders gut war ich in diesem Job nicht, aber es reichte wohl, denn Frau Buchholz war traurig, als ich ihr mitteilte, dass ich nunmehr mein Abitur hinter mich gebracht hatte und mich auf mein Studium konzentrieren wolle. Ersteres stimmte, Letzteres nicht. In Wahrheit hatte ich einen neuen Job gefunden, in einem Fotoladen, so was gab es damals noch. Eine gute Freundin war Filialleiterin in Wattenscheid geworden; eigentlich war sie Fotografin, aber wer brauchte 1987 Fotografinnen? In Duisburg-Rheinhausen wurde gerade das Krupp-Stahlwerk geschlossen, Tausende wurden arbeitslos, eine Brücke über den Rhein wurde offiziell umbenannt in »Brücke der Solidarität«, weil die Stahlarbeiter auf ihr Hunderttausende mobilisierten, die sie unterstützten, aufmunterten, mit ihnen kämpften um ihre Existenz, sich solidarisierten mit den Verlierern des Strukturwandels.

Onkel Willy war damals noch im Krupp-Stahlwerk in Bochum beschäftigt und blieb es bis zur Frührente. Er musste die Schließung seines Werks nicht mehr als Berufstätiger miterleben. Nur als Frührentner. Tröstet das? Er wäre nicht mehr gebraucht worden, wenn er noch da gewesen wäre, als das Werk ein paar Jahre später schloss. Heute ist ein Park da, wo Onkel Willys Stahlwerk gewesen war. Aus heutiger Sicht schön. Aus Sicht von Onkel Willy weit weniger romantisch. Was hatten wir nicht alles an Schließungen erlebt, mit wie vielen Schicksalen waren sie verbunden, und doch so unabänderlich und ohne Idee für Alternativen. 1987 waren eben die Stahlwerke dran. Schon viel früher, zehn Jahre oder mehr, hatten die letzten Zechen geschlossen, und ich konnte mich noch sehr genau daran erinnern, als auf dem Heimweg von der Schule, damals in der siebten Klasse, der letzte Förderturm in Bochum-Gerthe gesprengt wurde und vor meinen Augen zur linken Seite umfiel, geradezu vor mir, mit einem lauten Knall und Tonnen von Staub. Viele hatten schon lange keine Arbeit mehr, andere standen kurz davor; Onkel Willy war noch in Lohn und Brot, wenn auch wahrscheinlich ohne Aufgabe, aber eben bei Krupp: Stahl ging noch so gerade, zumindest in Bochum, in Duisburg schon nicht mehr, weswegen Rheinhausen schließen musste.

Bis in die späten neunziger Jahre konnte sich die deutsche Wirtschaft im Allgemeinen und die im Ruhrgebiet speziell von diesem Strukturwandel nicht erholen, ihn nicht überwinden, nicht gewinnen. Wer Arbeit hatte, konnte froh sein, wer keine hatte, war arm. Ich hatte Arbeit, nämlich im Fotoladen, das war doch was. Und während ich die ersten Wochen an der Universität absolvierte in der Wirtschafts- und Sozialwissenschaft, Fachrichtung Betriebswirtschaftslehre, machte ich meine Erfahrungen im Verkauf von Fotoapparaten, Filmen und Rahmen. Ein sauberer Job und genauso gut bezahlt wie der Umgang mit den schweren Schnapsflaschen im Supermarkt.

Später, im Hauptstudium, Schwerpunkt Wirtschaftsinformatik und Marketing, wollte ich mit meinen gelernten und erarbeiteten Erkenntnissen etwas anfangen. Also bewarb ich mich bei einer Einrichtung der Erwachsenenbildung und bekam tatsächlich den Job eines Honorardozenten für Betriebswirtschaft und Software Engineering und erzielte fast verrückte Stundensätze. Mein wenig aufregendes Geheimnis: Ich war nett und engagiert, und meine Schüler hatten das Gefühl, etwas zu lernen, und ich hatte das Gefühl, etwas weiterzugeben, ein verdammt angenehmes Verhältnis. So hielt es sich auch später, als ich denselben Job in der damals gerade erst zusammengebrochenen DDR (zu jener Zeit dann schon: »neue Bundesländer«) weiterführte, jetzt wieder mit jeder Menge verzweifelter Existenzen, die gestern noch irgendwas waren oder zumindest verdienten, heute schon arbeitslos wurden, zumeist unverschuldet, und sich nicht zurechtfanden in diesem neuen System, verständlicherweise. Kurz vor Ende meines Studiums gab ich diesen gut bezahlten und auch noch befriedigenden Job auf, verabschiedete mich aus dem Osten und ging zurück, woher ich kam.

Und verfuhr mich mit dem Fahrstuhl und bekam so meinen ersten Job als wissenschaftlicher Mitarbeiter in einem Fraunhofer-Institut. Eigentlich wollte ich nämlich in den dritten Stock dieses Gebäudes auf dem Dortmunder Uni-Campus, denn dort befand sich irgendeine Abteilung irgendeines Instituts, das eine Stelle für irgendwas ausgeschrieben hatte, ich weiß es nicht mehr, damals wusste ich es natürlich schon. Jedenfalls hatte ich mich verfahren, besser gesagt, verdrückt, und landete im vierten Stock, in ebenjenem Fraunhofer-Institut, bei dem eine Stelle frei war als wissenschaftlicher Mitarbeiter, und ich schlug zu; sprach vor, unterhielt mich mit dem stellvertretenden Institutsleiter, reichte eine förmliche Bewerbung nach, bekam den Job. Die folgenden Jahre am Fraunhofer-Institut waren spannend, lehrreich, auch ereignisreich. Gegen Ende meiner Zeit dort promovierte ich. Als Erster des Instituts, und das als Quereinsteiger, denn ich war Betriebswirt und hatte nichts zu tun mit Informatik, außer eben, dass ich anschließend promovierter Informatiker war.

Ich hatte funktioniert. Den Doktortitel habe ich bis heute nicht in meinen Ausweis eintragen lassen, aber es fühlte sich gut an, mein Ziel war erreicht. Ich brauchte also einen neuen Job und fuhr Fahrstuhl, wenn auch diesmal nur im übertragenen Sinne, denn mein nächster Arbeitgeber befand sich nur eine Etage höher, ich nahm also die Treppe aufwärts. So zielstrebig ich im Studium, im Job, in der Promotion, ja schon lange zuvor im Abi war, so sehr überließ ich die Jobwahl auch diesmal wieder dem Zufall. Auf der Treppe begegnete ich Volker, Gründer und Aufsichtsrat dieser neuen Softwarefirma, von der man nun sprach in Dortmunder Informatiker-Kreisen, und so kam es, wie es kam. So einfach ist die ganze Geschichte, und nur im Rückblick scheint all das so logisch, so konsequent, so geradlinig.

Jetzt gerade verstehe ich nicht, woher dieser Schwindel kommt, dieser Kopfdruck. Mein Projekt steckt fest. Irgendwie geht es nicht weiter, dabei sind wir guter Dinge, alles richtig zu machen, unsere Risiken vernünftig zu bewerten, unsere Chancen zu sehen, die richtigen Aussagen zu treffen und den Kunden im Blick zu behalten. Morgens um sieben haben wir in der Regel die erste interne Telefonkonferenz, abends gegen neun, halb zehn, je nachdem, wann wer aus welchem Flugzeug steigt, die letzte. Manchmal auch später. Und zwischendurch bleibt die Welt nicht stehen. Ein paar Hundert Mitarbeiter und entsprechend viele Projekte hinterlassen viele Artefakte, mit denen sich beschäftigt werden will, Probleme, Fragen, Entscheidungen. Es ist so bequem, lieber mal den Chef mit einzubeziehen, man schätzt mein Urteil, und das macht mich zufrieden. Ich bin da. Für meine Leute bin ich da, gebe gerne einen Rat, verteidige meine Mannschaft, wenn es sein muss, gegen interne und externe Kritik, freue mich, wenn ich hier und da etwas beitragen kann, wenn jemand dankbar ist, wenn ich helfen konnte; wenn ich Erfolg habe oder wenn meine Leute erfolgreich sind, denn dann bin ja ich erfolgreich.

Wenn ich doch bloß wüsste, woher dieser Schwindel kommt und wie ich ihn loswerde, so langsam mache ich mir ernsthafte Sorgen, ich funktioniere nicht mehr richtig, wenn ich mich nicht konzentrieren kann. Irgendwo da unten, ganz da unten in mir, spüre ich eine verborgene Unruhe, weit weg, aber nicht weit genug, um sie gänzlich zu ignorieren. Wird schon wieder weggehen, genauso wie der Schwindel und der Kopfdruck. Ich werde dagegen ankämpfen, natürlich. Ich beginne einen Kampf, den ich längst verloren habe. Ich habe keine Chance, und ich spüre das, will es aber nicht gelten lassen. Also kämpfe ich weiter auf verlorenem Posten – und das treibt mich immer mehr, immer schneller auf direktem Weg in den Abgrund.

Wolfgang lächelt. Er sagt nichts, lächelt. Unter diesen Umständen habe ich normalerweise innerhalb der nächsten halben Stunde entweder einen Auftrag oder Sex. Hier wäre beides deplatziert, und Wolfgangs Lächeln bedeutet mir auch weder das eine noch das andere. Es gibt mir Ruhe, einen kleinen Funken Geborgenheit in dieser sehr fremden, unbekannten, merkwürdigen Welt. Ich bin vor zwei Stunden in eine psychiatrische Klinik gekommen, nicht mehr und nicht weniger, ich bin in der Klapsmühle, in der Irrenanstalt, in der Psychiatrie. Solange ich auf der Aufnahmestation bin, darf ich nicht mal das Klinikgelände verlassen. Könnte ja sein, dass ich weglaufe oder mich umbringe oder irgendwen da draußen. Dergleichen ist bisher nie passiert, aber wer will die Verantwortung für das erste Mal übernehmen? Also werden die Neuen erst mal an der kurzen Leine gehalten, es passiert sowieso nichts, aber wer weiß.

In Ermangelung größerer Bewegungsfreiheit und eines Gesprächs (Wolfgang lächelt und schweigt) schaue ich mich im Speisesaal um. Den Saalgrundriss bildet ein Viertelkreis: Der eine Schenkel trennt den Saal vom Treppenhaus eines der drei Hauptgebäude mit Therapieräumen und Patientenzimmern, der andere Schenkel dient als Trennwand zur Küche. Aus der Pendeltür in dieser Wand schwärmen dreimal täglich Restaurantangestellte hinaus, um uns entweder unser Essen an die Tische zu bringen oder das

Buffet aufzufüllen; Letzteres morgens und abends, wenn wir selber zugreifen können und Herr unserer eigenen Gewichtszunahme sind. Die Kurve des Viertelkreises besteht aus Fenstern und ist zum See ausgerichtet. Wer also Glück hat und ebenfalls zum See ausgerichtet ist, der hat einen beeindruckenden und gleichzeitig beruhigenden Ausblick in die schönste Natur. Ich nehme noch mal nach, es schmeckt mir, und ich habe lange nicht so unbeschwert gegessen, jetzt ist ja sowieso alles egal.

– Hattest du schon dein Aufnahmegespräch? Was ist deine Diagnose?

Äh. Ich bin irritiert. Er spricht. Wolfgang spricht, oder Alfons oder Erwin. Und er lächelt. Mich – an. Diagnose, Aufnahmegespräch. Puh.

– Nein, ich glaube nicht. Wie macht sich das Aufnahmegespräch bemerkbar? Ich hatte eine Einweisung bei dieser Schwester, äh, dieser einen, die blonde, nette.

– Sigrid? Die ist wirklich nett, ich habe ihr schon ein paarmal Besorgungen gemacht, wenn sie Dienst hatte, auf dem Markt in Beeskow. Also nicht sie hatte Dienst auf dem Markt in Beeskow, ich habe da … Ach, egal. Das Aufnahmegespräch findet mit einem der Ärzte statt, du wirst untersucht, man spricht mit dir, und es wird eine Diagnose gestellt.

– Ach so, ich glaube, das passiert um halb acht. Die Diagnose ist aber schon klar, ich habe Burnout. Und du?

Wolfgang lacht. Zum ersten Mal lacht er tatsächlich ganz herzlich und offen. Schaut mich an, lacht.

– Ich bin mit einer schweren depressiven Episode hergekommen. Burnout kann man wohl auch sagen. Das ist alles nicht so leicht zu trennen.

– Ach so. Aha. Na ja, ich bin da noch nicht so der Experte. Meine Hausärztin sagt, dass ich eine Angststörung habe, als Folge eines Burnout-Syndroms. Ich weiß nicht, aber deshalb bin ich hier, auch ... um zu verstehen.

– Ja, das ist das Wichtigste – zu erkennen, was ist. Klingt gewöhnungsbedürftig, oder? Aber am Ende geht es darum.

– Ja. Aha.

– Dann werden wir jetzt wohl ein paar Wochen zusammen essen.

– Wie lange bist du denn schon hier?

– Sechs Wochen. Ich denke, es werden acht bis zehn.

Er lächelt. Großer Gott, sechs Wochen in dieser Einöde! In dieser Klapse, diesem Speisesaal. Und er lächelt! Wird man denn hier verrückt? Na ja, ich werde nicht so lange bleiben, das wird mir nicht passieren, ich muss nur mal wiederhergestellt werden, mich erholen, entspannen. Wolfgang: zehn Wochen. Pffff ... Muss schlimm sein bei ihm. Er schaut auf, nach links oben, eine Frau nähert sich, mit einem Wasserkrug. In allen öffentlichen Bereichen gibt es Wasserspender und Tee- und Kaffeemaschinen. Aus Letzteren lässt sich täuschend echt aussehender Espresso ziehen, schmeckt wirklich ganz anständig. Und heißes Wasser, zum Aufbrühen der diversen Beutelteesorten: Kräuter, Früchte, Kamille, schwarz, grün. Wirklich gut, kein Grund, sich zu beschweren. Das alles 24 Stunden am Tag, man kriegt jederzeit alle Getränke und Obst. Und sonntags Kuchen.

– Hallo, ich – ich. Bin Brigitte!

Die Frau mit dem Wasserbehälter krächzt, sie scheint Probleme mit der Stimme zu haben, die Worte wollen nicht so raus, wie sie es gerne hätte.

– Freut mich, ich bin Rüdiger.

Ich versuche ein Lächeln, dabei merke ich gerade, wie der Schwindel aufkommt und ich mich kaum konzentrieren kann auf diese beiden Personen, auf die neue, ungewohnte Situation. Wie heißt jetzt wieder die krächzende

Frau mit dem Wasserkrug? Oh Mann, ich esse einfach nur mit zwei unbekannten Menschen und habe die Situation kein bisschen im Griff. Brigitte (so heißt sie doch?) setzt sich an unseren Tisch, rechts neben mich, wir bilden jetzt 12 Uhr (Wolfgang), 3 Uhr (Brigitte) und 6 Uhr (ich). Auf 9 Uhr ist noch ein Platz frei an unserem runden Tisch.

Brigitte ist groß, sozusagen. Voluminös könnte man auch sagen. Sie krächzt. Ich kann ihre Stimme kaum verstehen. Sie ist groß und krächzt. Irgendwie verständigen wir uns aber, und im Laufe des Abendessens lerne ich noch, dass sie Krebs hatte und mehrere Restaurants besaß und so. Das mit der Stimme hat damit aber nichts zu tun, mit beidem nicht. Ach ja, und sie hat alle ihre Freundinnen verloren, seitdem sie nicht mehr mitmachen kann, in der Theatergruppe, wie auch, ohne Stimme? Während ich noch nachdenke, wie es kommt, dass manche Leute Probleme zu sammeln scheinen, werde ich mit einem Schlag ihr bester Freund. Nur eine Frage von ihr trennt mich noch von der ehrlichen Zuneigung meiner durchweg sympathischen Tischnachbarin:

– Wo kommst du her?

– Aus Bochum.

– Wat, hör auf! Aus'm Pott! Und dann auch noch Bochum, da hab ich siebzehn Jahre gelebt. Ich werd verrückt!

Sie schaut suchend in den Raum, als wolle sie sich vergewissern, dass alle teilhaben an dieser Sensation. Niemand hat teil, alle sind entweder mit sich selbst oder den Tischnachbarn beschäftigt. Großes Kino gibt es hier nicht. Wären wir nicht in einer Psychoklinik mit festen Regeln (»Anfassen nur nach vorheriger Anfrage und erteilter Genehmigung«), hätte Brigitte mir jetzt auf den Rücken gehauen, und ich hätte mein Brötchen daraufhin in hohem

Bogen Richtung Wolfgang gespuckt. Ich muss sagen, diese Regeln hier haben Sinn.

Wir schwelgen in alten Geschichten vom Pott, und ich kann mich wieder etwas besser konzentrieren. Brigitte (?) hat schon alles mitgemacht, Studium, Beruf, Pleite, Wiederaufbau, zweite Pleite, Selbständigkeit, Erfolg, Geld, und dann die Depression, aus mehr oder weniger heiterem Himmel, einfach so, von heute auf morgen, aber dann lange, tief, schlimm, hoffnungslos, ohne Zuversicht. Einsam. Und dann auch noch der Krebs, was ist da zuerst dran? Brigitte hat sich entschieden, das Notwendigste gegen den Krebs zu unternehmen, um dann ihre »kleine Seele« reparieren zu lassen und dann den Kampf gegen den Krebs wieder aufzunehmen. Wenn sie hier raus ist (rausmuss?), geht es also für sie immer weiter, wie viel Kraft muss man dafür haben?

Sosehr ich diese Leute respektiere, ich muss mich zurückziehen. An meinem ersten Tag habe ich ein paar Sympathiepunkte gewonnen bei meinen Tischnachbarn, sie sind sehr freundlich, interessiert, alle beide (wer sitzt auf 9 Uhr?). Aber ich muss weg, ich muss; mir ist schwindlig, ich werde nervös, unruhig, ein bisschen ängstlich vielleicht. Nein, ganz sicher sogar, ich will hier weg, gute Nacht, ich muss dann mal zum Aufnahmegespräch, bis morgen. Jetzt bloß raus hier, an die Luft. Viel Luft ist da natürlich nicht, wenn man auf der Aufnahmestation ist, ich gehe vom Speisesaal zum Empfangsgebäude, das auch die Aufnahmezimmer beherbergt. Eines davon ist meine neue Heimat, seit ein paar Stunden, seitdem ich hier angekommen bin mit Gisela, seitdem Gisela wieder losgefahren ist mit meinem Auto; keine Ahnung, wie sie das gemacht hat, ohne dass ich sie fuhr. Meine Tasche stand auf dem Bett, meine Jacke lag darauf, Gisela hat mich in den Arm genommen, fest gedrückt, etwas hilflos, aber warm meinen Blick gesucht, genickt. Ein Nicken, das Zuversicht wecken sollte. Du wirst das schaffen! Ich habe nicht die leiseste Idee, ob sie das wirklich gedacht hat. Was soll man auch schon machen, außer Zuversicht ausstrahlen?

Als Gisela dann weg war, habe ich mich erst mal auf mein Bett gesetzt und an die Wand gestarrt. Weit zu starren hatte ich nicht, denn die Wand ist ungefähr einen Meter vom Bett entfernt. Überhaupt sind diese Aufnahmezimmer allenfalls der Kompaktklasse zuzuordnen. Am Eingang ein kleines Badezimmer mit Dusche. Das eigentliche Zimmer ist vielleicht dreimal so groß wie das Bett, nach vorne raus gibt es eine Balkontür mit Fliegengitter, im Sommer müssen hier Millionen von Mücken ihr Unwesen treiben. Der Balkon ist in etwa so groß, dass ich mich mit eng anliegenden Armen bequem im Kreis drehen kann. Es gibt einen Schreibtisch, darauf einen winzig kleinen Fernseher mit exakt fünf Programmen. Später werde ich lernen, dass die Fernseher von der Klinikleitung ohnehin nur geduldet sind, und auch nur, weil das Pflegepersonal sich dafür eingesetzt hat, denn die Patienten hätten sonst noch mehr Zeit, um sie zu nerven.

Ich nerve nicht, ich sitze nur da. Der Fernseher interessiert mich nicht, ich versuche mich einzurichten, diese Bleibe zu akzeptieren, es sind ja nur ein paar Wochen, jetzt ist es sowieso egal, ich bin »raus«. Ich bin weg. Meine Handy-Mailbox ist so eingerichtet, dass man keine Nachricht hinterlassen kann; mein E-Mail-Konto quittiert jeden Kontakt mit der Auskunft, dass ich nicht erreichbar bin, und der freundlichen Bitte, dass man sich an mein Sekretariat wenden möge. Das habe ich noch gestern Abend zu Hause so eingerichtet, nachdem Volker gegangen war, mir Mut gemacht hat. Faires Verfahren.

Es gibt kein offizielles Telefon- und E-Mail-Verbot hier, jedenfalls wurde mir dergleichen nicht auferlegt – bis jetzt, zumindest. Davon abgesehen bin ich aber ziemlich froh, dass niemand mich anruft, was sollte ich sagen? Lebenszeichen von draußen nach drinnen oder umgekehrt machen einen nicht so besonders froh, wenn man raus ist. Und weiter draußen könnte ich nicht sein. Die Fahrt von Berlin hierher hat eine Stunde gedauert, von Tür zu Tür. Ich bin im Wald, in einem dieser märkischen Kiefernwälder, mit sandigen Böden. Fast meint man, am Mittelmeer zu sein, so viel Sand spürt man unter den Füßen, so viel Pinien halten das Licht ab, aber wenn es durchkommt, strahlt es hell und warm, auch jetzt noch, im November. Manchmal frage ich mich, ob ich wirklich aus dem Ruhrgebiet komme, so sehr mag ich diese Gegend hier, wo die Sonne früh aufgeht und früh wieder unter, immerhin fast eine Stunde früher als wo ich herkomme. Vielleicht sind es die Wurzeln eines Teils meiner Vorfahren, ich bin hier auf halbem Weg nach Ostpreußen, und die Landschaft hat durchaus was von der Kurischen Nehrung.

Es ist schön hier, in Brandenburg, in Halbostpreußen, es gibt so viel Sonne und so viel Wasser und so viel Sand und Kiefern, Birken. Ostelbien, fremdes nahes Land. Wie lange ich das alles gar nicht bewusst wahrgenommen habe, wird mir erst in den nächsten Wochen auffallen. Überall trifft man auf Flüsse, Kanäle, Seen; zahllose davon gibt es allein in Brandenburg: Mehr als 3000 Seen sind größer als ein Fußballfeld, die meisten sind miteinander verbunden und bilden die größte Wasserstraße Europas. Das gilt auch für unseren See, direkt an der Klinik. Alle Patientenzimmer sind dorthin ausgerichtet, jeder Balkon bietet einen Ausblick auf den See, so wie der Speisesaal. Viel mehr kenne ich auch noch nicht. Sobald mein für halb acht angekündigtes Aufnahmegespräch beendet ist, werde ich mich mal umschauen.

Schon eine Minute vor halb. Wann melden die sich wohl? Ich soll in meinem Zimmer warten, bis sich jemand meldet. So was klappt ja nie, denke ich. Wer sagt denn da jetzt wem Bescheid? Bestimmt vergisst irgendjemand seinen Teil in dem Prozess, und ich sitze hier, bis ich nur noch ein Skelett bin, ein an die gegenüberliegende Wand starrendes Skelett. Panikattacken kriege ich dann zumindest nicht mehr, und auch Depressionen werden sich, nach allem, was wir wissen, dann erledigt haben.

Halb acht, es klopft.

– Ja, bitte.

– Guten Abend, hallo, Herr Striemer, herzlich willkommen. Das ging ja noch viel schneller, als ich dachte.

Es ist Herr Krokowski, den ich noch gestern fälschlicherweise mit Doktor Krokowski angesprochen habe. Gestern, beim Informationsgespräch. Was für ein vollkommen irrer Doktor, dachte ich, dabei ist er gar kein Doktor. Sondern nur der Arzt Krokowski, ohne Doktor.

– Hallo, Sie … wieder. Ja, es ging dann doch sehr schnell. Es geht mir nicht gut. Gar nicht gut. Sind Sie hier 24 Stunden im Dienst?

Krokowski muss lachen. Dieses verrückte Lachen. Er zieht sich den Schreibtischstuhl ran, nimmt Platz, bedeutet mir, dass ich mich auf die Bettkante setzen soll. Ich setze mich auf die Bettkante, schaue Herrn Krokowski an, der mich anlacht.

– Nein, nein, keine Sorge, Ihr Arzt ist ausgeruht. Ich habe heute gewechselt, von der Früh- in die Spätschicht. Wir decken hier zu viert drei Schichten ab, es muss immer ein Arzt im Haus sein, wir sind ja auch eine Akutklinik.

– Ach so, verstehe.

Ich verstehe gar nichts. Was bedeutet »Akutklinik«? Rennen hier gleich durchgeknallte Psychopathen mit Äxten durch die Gegend? Habe ich wirklich die richtige Entscheidung getroffen? War das meine letzte freie Entscheidung? War sie überhaupt noch frei? Krokowski schaut mich auf einmal ernst an.

– Ist mit Ihrer Arbeit alles geregelt?

– Ich denke schon, ich habe alles übergeben, notgedrungen, und auch nur so halbwegs strukturiert, es blieb ja keine Zeit, auf einmal ...

– Ja, so ist das. Was denken Sie so, wie fühlen Sie sich hier?

Wie fühle ich mich hier? Ist das jetzt so ein Psychotest? Wie soll ich mich wohl fühlen, verloren und ausgeliefert in der Klapse? Weiß der das nicht? Ich dachte, der ist Irrenarzt, wieso fragt der so was? Ich weiche aus.

– Na ja, wissen Sie, das ist schon ein ziemlicher Schritt für mich, und wenn ich einen anderen Ausweg ...

– Klar, lassen Sie mal. Sie haben die richtige Entscheidung getroffen, das werden Sie dann schon noch merken. Können wir akut irgendwas für Sie tun, fehlt es Ihnen an irgendwas?

– Na ja, das nicht, ich habe alles dabei. Sie müssten mir nur sagen, wie ich den Notruf auslösen kann. Heute Nacht, wenn die Panikattacke kommt, was kann ich machen? Gibt es einen Notrufknopf irgendwo? Oder eine Telefonnummer?

Ich deute auf das Zimmertelefon, immerhin mit Tasten, aber sonst ziemlich veraltet; sowieso sind ja Telefone mit Hörern an Schnüren ein ganz kleines bisschen veraltet, denke ich. Er lacht, Krokowski lacht.

– Brauchen Sie nicht.

– Oh doch, Herr Kra... Brauche ich sehr wohl, wissen

Sie, es wurde immer schlimmer und dann, in der letzten Nacht, ich ... die Katastrophe ...

– Ja, ich weiß, ich weiß schon, ich wurde davon unterrichtet. Schlimm. Aber lassen Sie mal, Sie brauchen trotzdem keinen Notruf.

– Wieso?

– Weil Sie jetzt hier sind. Sie haben entschieden, jetzt hier zu sein. Und außerdem kriegen Sie von mir ein Medikament.

– Sie geben mir ein Schlafmittel? Nein, das will ich nicht, ich stehe das so durch, ohne Drogen.

– Ich gebe Ihnen keine Drogen, und ich gebe Ihnen schon gar nichts, wovon Sie abhängig werden könnten. Sie kriegen ein Antidepressivum mit sedierender Wirkung. Keinerlei Abhängigkeitspotenzial. Wir sind hier auch eine Suchtklinik, das habe ich Ihnen ja schon erklärt. Sie kriegen hier nichts, was in irgendeiner Form abhängig machen könnte. Außer vielleicht Nutella zum Frühstück.

Findet er das lustig? Ich schaue ihn verunsichert an, er mich umso sicherer und ernster. Da habe ich wohl eine Predigt verpasst bekommen. Und es geht weiter.

– Hören Sie mal zu: Sie haben ein nicht ganz so kleines Problem, so viel ist Ihnen ja schon klar. Ich bin Ihr Arzt. Wer sagt jetzt wem, was zu tun ist?

Ganz tief in mir drin spüre ich für einen kurzen Moment, dass er womöglich recht haben könnte, und halte lieber mal den Mund. Krokowski nicht.

– Wir sehen uns morgen. Nehmen Sie das Medikament. Gute Nacht, schlafen Sie gut.

Klapp. Die Tür macht klapp. Mehr nicht, die Türen hier sind extra leise, denn auf der Aufnahmestation kommt dreimal pro Nacht ein Pfleger ins Zimmer und schaut nach den Patienten. Deshalb dürfen die Türen nicht abgeschlossen werden, das scheint mir plausibel, und deshalb müssen sie sehr leise sein, die Pfleger und die Türen. Na gut, er hat gewonnen, Krokowski hat gewonnen. Ich gehe also zum Stationszimmer und lasse mir meine Medikamente geben, nehme die Abendration und schaue mich um.

Oben über dem Stationszimmer, durch eine Treppe mit der Empfangshalle verbunden, liegt die sogenannte Bibliothek. Tatsächlich hat es ein paar Bücher dort, aber eigentlich handelt es sich um einen Raum mit Tee- und Kaffee- und Wassermaschine, mit einem Sofa, zwei Sesseln und einem Tisch. Und mit wenigen Büchern in einem fast leeren Regal. Ausblick: See. Ich gehe hoch und bereite mir einen Früchtetee zu, starre raus ins Dunkle, schlürfe leise den heißen Tee. Es ist stockfinster da draußen, zu dieser Jahreszeit ist es hier so tief im Osten spätestens um halb vier dunkel, und wir sind mitten im Wald, künstliches Licht: Fehlanzeige. Geht man aus der Tür, steht man in nichts anderem als der dunklen Nacht. Und genau das will ich jetzt: raus, zum See, an die Luft. Mir ist vollkommen klar, dass ich damit den ersten Regelverstoß meines Aufenthalts in der Klinik begehe, denn während der Aufnahmephase darf das Klinikgelände nicht verlassen werden, und leider endet es kurz vor dem See – markiert durch einen kniehohen Erdwall, sonst nichts, hier ist ja keine geschlossene Anstalt.

Raus darf ich trotzdem nicht, jedenfalls darf ich nicht hinter den Wall. Nun kann ich mir aber gut vorstellen, dass man den Wall da draußen im Dunkeln vielleicht gar nicht so genau erkennt und womöglich versehentlich daran vorbeigeht. Ich hole mir eine Jacke aus meinem Zimmer. Zum Verlassen des Gebäudes muss ich den Empfang passieren, der aber um diese Uhrzeit nicht mehr besetzt ist. Man könnte mich aus dem Stationszimmer sehen. Aber was soll's, ich darf ja vor die Tür, nur eben nicht das Gelände verlassen. Zum Glück habe ich einen ganz schlechten Orientierungssinn, und es gibt auf dem Klinikgelände nur schummrig beleuchtete Wege. So finde ich versehentlich genau den Durchgang zum See, ja, richtig, hier geht es weiter, zwischen den Kiefern sehe ich ein verschwommenes Licht, es ist der Mond, der sich im See spiegelt; der Himmel ist klar, und ich höre es leise plätschern, jetzt sind es nur noch ein paar Meter bis zum Wasser. Es geht etwas bergab, unter mir spüre ich Sand und Wurzeln, und dann liegt er da: still. Ruht. Der See.

Es gibt absolut überhaupt kein Geräusch, außer ein ganz sachtes Plätschern, wenn das Wasser des Sees sich gegen den Steg schmiegt, den ich langsam begehe, er führt durch Schilf, ich sehe nichts, rechts und links ist das Schilf dicht und undurchlässig, am Ende des Stegs gibt es eine kleine Plattform mit einer Bank. So würde man das malen, aber hier ist es einfach so. Meine Augen gewöhnen sich langsam an das durch den See reflektierte Mondlicht, ich kann ahnen, wie weit es zum gegenüberliegenden Ufer ist, schwimmen möchte ich das nicht, aber warum sollte ich auch? Das alles hier macht so einen ruhigen, ja beruhigenden Eindruck – Stille. Durchdringende Stille. Krass. So eine Stille habe ich seit Jahren nicht erlebt, ich höre buchstäblich nichts, außer meinen Tinnitus, und den kann ich gut überhören nach all den Jahren, es ist ruhig, dunkel, einsam. Zum ersten Mal seit Wochen spüre ich so etwas wie Entspannung, na ja, vielleicht ist das ein bisschen zu viel gesagt, aber ich fühle mich deutlich anders an als sonst, wie eine andere Person, im angenehmen Sinne.

Bevor ich unruhig oder gar ängstlich werden kann ob dieser letzten Endes gottverlassenen und einsamen Situation, beschließe ich zurückzugehen. Es sind ja nur ein paar

Meter, und wenige Minuten darauf bin ich zurück in meinem Aufnahmezimmer. Was für ein Abenteuer, ich am Ende der Welt! Dumm nur, dass der Grund dafür meine völlige Unfähigkeit ist, mit meinem Leben klarzukommen. Auf einmal, in der Mitte des Lebens, nach 40 Jahren Stabilität. Wieso?

Haffenloher ruft an. Er ist der Erste heute Morgen, und
das noch bevor ich mein volles Bewusstsein erlange; das
Handy hat schon zweimal geklingelt oder besser: mich wie
gewünscht, aber leider erfolglos zu wecken versucht. Beim
dritten Mal weckt Haffenloher. Mein österreichischer Geschäftsführer ist so sympathisch wie verlässlich, erfahren,
nicht mehr ganz jung, trinkt gern Schnaps und brennt ihn
auch, auf seinem Hof, der noch eine Maria-Theresien-
Lizenz innehat, die gab es irgendwann im vorletzten Jahrhundert und ist an den Hof gebunden, und der Hof gehört
jetzt Haffenloher. Er darf Schnaps brennen, sofern er nur
Früchte von seinem eigenen Land verwendet oder solche,
die bei seinen unmittelbaren Nachbarn vom Baum fielen,
also nicht gepflückt wurden. Voraussetzung ist, dass die
Plombe von der Destillationsmaschine entfernt wurde, was
nur in Gegenwart eines amtlichen Brennwarts passieren
darf und pro Tag der Plombenlosigkeit einen gewissen Be-
trag in die Staatskasse erfordert, ganz legal als Brennsteuer
verbucht und quittiert. Ist Eile geboten, darf die Plombe
auch selbständig entfernt werden, dann muss allerdings ein
Verwandter mindestens zweiten Grades oder ein direkter
Nachbar bezeugen, wann und unter welchen Umständen
dies geschah, um den dadurch auflaufenden Steuerbetrag
ermitteln zu können. Haffenloher hat viele Verwandte und
Nachbarn. Im letzten Sommer brannten wir gemeinsam

eine Marille aus der Wachau; in meinem ganzen Leben habe ich keinen so großartigen Obstbrand getrunken, und ich trank durchaus den einen oder anderen.

Haffenloher klingelt ohne Gnade. Es ist Viertel vor sieben, um zwei Uhr nachts bin ich aus Zürich angekommen – in Köln. In einer Viertelstunde beginnt meine erste Telefonkonferenz, und ich ärgere mich, dass ich den Wecker nicht gehört habe, der auf sechs Uhr gestellt, aber viel rücksichtsvoller war als Haffenloher. Der gibt jetzt aber auch auf und sich mit der Mailbox zufrieden; trotzdem muss ich aufstehen, schleppe mich durch das Hotelzimmer, starte die Kaffeemaschine (ein echter Vorteil vernünftiger Hotels), dann Klo, Zähneputzen, noch zwei Minuten. Die Telko kann nicht losgehen, solange ich nicht da bin, alle werden warten, ich will nicht der Letzte sein, wie sieht das aus? Schließlich geht es um unser Stuttgarter Projekt, das ist derzeit das wichtigste überhaupt, oder besser: Noch ist es ja kein Projekt, es soll eins werden, und dafür bin ich verantwortlich.

Geschafft, ich bin pünktlich und nicht der Letzte, zum Glück gab es jemanden ohne Haffenloher. Während der Telefonkonferenz trinke ich Kaffee, frage mich, wo ich heute Abend übernachte: irgendwo, wie immer – heute in … Hannover … Wien … zu Hause … ja, zu Hause, also dann doch irgendwo, denn zu Hause ist während der Woche ja nichts anderes als irgendwo. Wir sind schnell durch mit dem Stuttgarter Thema, und ich gewinne 20 Minuten, Zeit, in Ruhe zu duschen. Der Terminkalender sieht vor, dass ich danach mit einem Kunden in Frankfurt telefoniere. Es droht ein Rechtsstreit, und alle Beteiligten halten es wie ich für eine Frage der Glaubwürdigkeit, dass die verantwortlichen Vorstände miteinander sprechen und eine gütliche Einigung herbeizuführen versuchen. Viel Zeit bleibt nicht, gleich muss ich ins Taxi, zum Glück sind nicht alle Tage so, und manchmal bekomme ich sogar Frühstück.

Es folgen: (1.) Krisenbesprechung bei schwierigem Kölner Kunden, gerade so gerettet; es wurde eng, aber ich konnte die Situation halten, und das Projekt geht weiter; (2., wieder im Taxi) Telefonat mit Abteilungsleiter Obermüller, alles ist schlimm und schwierig und überhaupt; (3., am Bahnhof) Mails checken, ärgern, auch mal lachen, Mailbox abhören, diverse Rückrufe, in den Zug steigen, Sitzplatzreservierung ist ausgefallen, Diskussion unter den Fahrgästen, keine Lösung in Sicht; (4., auf der Reise) Ich denke kurz darüber nach, was eigentlich los ist, doch dann erinnert mich mein Telefon an die nächste Telefonkonferenz – es geht um irgendwas, keine Ahnung, um was, man wird es mir erklären, ich bin nicht mehr der Herr des Verfahrens, ich treibe dahin. Bin ich überfordert? (5., angekommen in Hannover) U-Bahn, Konzentration, Vorbereitung, Kopfdruck, Schwindel. Es geht nicht mehr, ich bin ganz sicher, dass es nicht mehr geht; (6., Endstation) Raus aus der U-Bahn, unser Projektleiter holt mich ab, erklärt mir auf dem Weg, worum es geht, worauf wir achten müssen, was das Thema ist. Guter Termin, ein bisschen Freude, ein bisschen Adrenalin; (7., aus Zeitnot Taxi zum Bahnhof) Ich habe Glück und erwische den ICE nach Berlin; (8., 9., 10., ..., 17.) Telefon, Telefon, Telefon ... Telefon. Mail. Zählt man alle Telefonate mit, werde ich an diesem Tag etwa 50 Kontextwechsel verarbeitet haben, und jetzt bestelle ich einen Weißwein, im Zug, auf dem Weg nach Berlin, nach Hause; beantworte Mails, erteile Aufträge, es wird Mitternacht sein, bevor ich ankomme, alles okay.

Haffenloher schaffe ich nicht mehr, ich rufe ihn morgen zurück, das würde reichen, so hat er es auf der Mailbox hinterlassen. Wenn nur dieser Kopfdruck nicht wäre, dieser Schwindel. Soll ich noch warten, oder ist es Zeit, einen Arzt zu konsultieren? Die meisten Wehwehchen gehen ja irgendwann von ganz allein weg, wenn man nur lange genug wartet, so wird es doch auch diesmal sein, warum wohl nicht? Letzten Winter, da war es diese Sache mit der Schulter. Schmerzen von morgens bis abends, auch nachts, mehrfach pro Nacht wurde ich wach und musste mich wälzen, so lange, bis die Schmerzen erträglich wurden. Am Ende hat der Orthopäde eine Diagnose gestellt, so weit kam er immerhin. Was letzten Endes geholfen hat, weiß aber kein Mensch, jedenfalls der Orthopäde und ich nicht; es ging einfach weg.

Ich komme nach Hause, mein Zuhause, es ist spät. Berlin-Friedrichshain – eigentlich wäre ich nicht auf die Idee gekommen, mich hier niederzulassen. Damals, als ich nach Berlin kam, vor elf Jahren, habe ich ein paar Wochen lang in Hotels gelebt und fühlte mich ganz wohl dabei. In einem Hotel ist man nie allein, es sind ja noch ganz viele andere da, wenn auch nicht in meinem Zimmer, aber doch um mich herum, an der Bar, im Fahrstuhl, beim Frühstück. Kann man einsam sein in einem Hotel? Natürlich kann man, aber es gibt so viele schöne Gelegenheiten, es zu ignorieren. Irgendwann kam dann der Wunsch auf, auch mal ein paar Sachen über das Wochenende dazulassen, vielleicht sogar mich selbst. Ich hatte mich wirklich mit Berlin angefreundet, war jeden Abend unterwegs, habe mir die alte und neue Architektur angeschaut, versucht, die Stadt zu begreifen, die Geografie zu verstehen, die Infrastruktur, die Verkehrswege. Also nahm ich eine erste Wohnung, in Kreuzberg, dann eine zweite, in Neukölln, dann eine dritte, in Mitte. Und bald war ich so weit, geistig und finanziell, mich niederzulassen, eine Wohnung zu kaufen; am liebsten aber eine leere Fabriketage (so wünscht man sich das in Berlin), und die fand ich nun ausgerechnet in Friedrichshain, unweit von Kreuzberg, meinem Ausgangspunkt, alles schön.

Hierhin komme ich nun also zurück, nach ein paar Tagen unterwegs, wie jede Woche. Milena war da. Meine polnische Putzfrau ist zuverlässig, und wir haben uns aneinander gewöhnt, obwohl wir uns fast nie sehen. Sie akzeptiert klaglos, dass ich immer mal wieder vergesse, ihr das Geld an der vereinbarten Stelle auf dem Schreibtisch zu hinterlassen. Natürlich kriegt sie dann in der nächsten Woche das Doppelte. Und ich habe mich angefreundet mit dem allfreitäglichen Spiel »Such das Milena-Ding!«. Denn Milena ist vergesslich. Manchmal ist es sehr einfach, das Milena-Ding zu finden, zum Beispiel, wenn ich schon von draußen sehe, dass die Balkontür offen steht, im Dezember – weil Milena rauchen wollte und einfach nicht akzeptiert, dass ich kein militanter Nichtraucher bin, sondern ein vergleichsweise ausgeglichener Exraucher, in dessen Wohnung man natürlich rauchen darf, wieso denn nicht. Milena aber will davon nichts wissen, sie raucht draußen auf dem Balkon, was mir nicht nur ein gewisses Sicherheitsrisiko einbringt, sondern auch eine erhöhte Heizkostenrechnung, aber was soll's.

Milena tut viel für mich, zum Beispiel wird sie zwei Monate lang nach dem Rechten sehen, obwohl ich nicht da sein werde und auch kein Geld hinterlegen kann, denn ich werde im Irrenhaus landen, weit weg. Alles in meiner Wohnung ist heute wie immer aufgeräumt und sauber. Ich kippe einen Whisky in ein Glas und von dort in meinen Kopf und schaue mit Letzterem aus dem Fenster in den Hof. Der Sommer gibt die ersten Signale, bald Geschichte oder jedenfalls nicht mehr Sommer zu sein; aber noch protzen die Pflanzen – die von Gisela und mir gepflanzten Pflanzen – mit grüner, praller Selbstverständlichkeit, als würde es nie mehr etwas anderes geben als den Sommer, die Wärme, das Licht, das Leben. Ich gehe auf den Balkon, schaue in den Hof. Schaue runter, sorge mich etwas wegen dieser Sache mit dem Kopf. Sollte ich vielleicht doch Frau Dr. Kuhn aufsuchen? Meine Hausärztin habe ich seit einigen Jahren nicht gesehen, aber ich weiß von Gisela, dass die Praxis Kuhn umgezogen ist zur Weberwiese, direkt an den U-Bahnhof, also immer noch sehr nah zu unserem Haus. Also gehe ich am nächsten Morgen bei ihr vorbei.

Als Privatpatient muss ich normalerweise nicht lange warten, das kann aber auch daran liegen, dass ich Frühaufsteher bin und der Erste im Wartezimmer, morgens um halb acht, wenn die Friedrichshainer Clubleichen zwar einen Arzt gebrauchen könnten, sich dessen aber noch nicht bewusst sind.

– Herr Striemer, guten Morgen, was bringt Sie heute zu uns?

Sie hat natürlich einen Computer, in dem alles steht, auch mein Name und meine Krankengeschichte und was man fragen muss. Und dennoch bin ich sicher, dass sie all das auch einfach so beherrschen würde, denn Frau Dr. Kuhn ist schlau und hat eine essenzielle Eigenschaft: Empathie. Sie weiß genau, wie das ist, auf diesem Stuhl, auf dieser Seite des Tisches. Wen meint sie wohl mit »uns«? Den Mann am Empfang und sich? Was hat dieser Mann am Empfang damit zu tun? Oder irgendwer sonst, den sie meinen könnte? Das hier ist eine Sache zwischen ihr und mir und sonst niemandem. Und ich habe nur diesen Kopfdruck. Aber der macht mir Sorgen, und ich würde mich so freuen, wenn sie, die Kuhn, mir helfen oder zumindest meine Sorgen zerstreuen könnte. Also erkläre ich mich notdürftig.

– Ach, wissen Sie, ich finde das selber ganz unerquicklich, aber ich mache mir Sorgen.

– Worum geht es?

– Mein Kopf, ich habe manchmal so einen Schwindel, einen Kopfdruck, ich kann das gar nicht beschreiben, es ist einfach da, und ich kann mir dann nicht helfen und weiß nicht, wo es langgeht.

– Beschreiben Sie das mal.

Habe ich gerade gesagt, dass ich das nicht beschreiben kann? Oder habe ich das nicht gesagt und nur angenommen oder in mein Gedächtnis reingelogen? Wieso fragt sie denn das, die Kuhn? Also stammle ich und stammle und versuche zu beschreiben, bin aber schon im Ansatz gescheitert. Und sie hört zu, die Kuhn, dafür liebe ich sie, sie hört und denkt, auch nicht länger als zehn Minuten, aber immerhin zehn Minuten.

– Herr Striemer, wir müssen jetzt erst mal alles ausschließen.

Wie noch mal, »alles ausschließen«? Alles sicher nicht, denn dann wären wir kein Stück weiter. Also soll doch wohl eher das »Schlimmste« oder das »Komplizierteste« oder das »Teuerste« ausgeschlossen werden. Was bedeutet das wohl?

– Äh, ja, Frau Dr. Kuhn, einverstanden. Und das bedeutet?

– Das bedeutet, wir machen erst mal ein Blutbild. Dann sehen wir weiter. Wenn sich daraus nichts ergibt, na ja, dann – sehen wir eben weiter …

Ich weiß genau, dass sie mehr weiß als ich und es mir nur nicht erklären will. Und ich weiß, dass sie das deshalb nicht tut, weil ich in jedem Fall viel zu viele Fragen stellen würde, und das wäre – zugegeben – für beide Seiten nicht nützlich, ich denke, wir sollten jetzt vielleicht erst mal alles ausschließen. Ich bedanke und verabschiede mich und lasse mir im Hinterzimmer Blut abnehmen.

Viel Erkenntnisgewinn bringt das nicht.

– Also, hier ist alles in Ordnung,

sagt die Kuhn zwei Tage später und blickt dabei auf ihren Bildschirm. Das kenne ich schon. Genau dasselbe sagt mein Systemadministrator auch immer und blickt dabei ebenfalls auf den Bildschirm und will damit eigentlich sagen: Das Problem bist du.

– Sie meinen, ich bilde mir das alles nur ein?

– Was? Nein, das meinte ich nicht, natürlich nicht.

Sie blickt jetzt wieder auf zu mir.

– Sorry, nein, das meine ich wirklich nicht. Ihre Blutwerte sind in Ordnung, alles in normalen Toleranzbereichen, auch die Leberwerte.

Wieso betont sie das? Soll ich darauf reagieren? Leberwerte gut? Ach bitte, schauen Sie da doch noch mal genau nach, es muss sich um einen Irrtum handeln. Oder hat sie das gar nicht betont?

– Herr Striemer, nach allem, was ich bisher weiß und was wir nun überprüft haben: Ich habe keinen organischen Befund. Höchstens ein bildgebendes Verfahren könnte jetzt mehr zeigen, das halte ich aber für übertrieben. Kopfschmerzen und gerade Schwindel können auch psychosomatischer Natur sein. Ich glaube, es wäre nicht falsch, wenn Sie einfach mal ein paar Tage ausspannen, und wir sprechen dann darüber, wie es Ihnen dabei ergangen sein wird. Vielleicht gewinnen wir einen neuen Anknüpfungspunkt. Ruhen Sie sich mal aus, fahren Sie weg, machen Sie irgendwas.

Also fahre ich nach Neuruppin, mit Christian. Vorher versuche ich, diese vier Tage von Donnerstag bis Sonntag freizuschaufeln, alle Termine loszuwerden, was nicht ganz gelingt. Zwei oder drei Telefonate werden es doch, ich muss ja dafür sorgen, dass nichts passiert, was ich nicht genauso gemacht hätte oder was schwierig zu reparieren wäre. In ein paar Tagen kann viel passieren; Meinungen bilden sich, daraus Entscheidungen, und am nächsten Tag wird wieder neu bewertet und vielleicht anders – und gegen meine Überzeugung – entschieden, so will es das Streben nach Verbesserung, nach Effizienz, nach Sieg über die Konkurrenz. Und das ist auch grundsätzlich richtig so, nur hat es mir früher irgendwie weniger ausgemacht, warum ist das heute anders? Diese Frage wird mich demnächst noch länger beschäftigen, aber nicht heute. Erst mal versuche ich, die Liste abzuarbeiten, die ich mir gedanklich gemacht habe, um bloß alles zu regeln. Nur noch ein paarmal telefonieren, Dinge regeln. Christians Geduld ist engelsgleich, und ich bin glücklich, ihn zu haben, in den Arm zu nehmen. Gerade hier, und jetzt. Vertrauen, Verständnis, Menschlichkeit, Wärme.

Vier Tage Neuruppin, Fontanestadt am See. Wir wohnen im ersten Haus am Platze, oder besser: am See, denn Neuruppin liegt am Ruppiner See, dem längsten der Brandenburger Seen, nach Süden geht es in die Havelgewässer, Richtung Berlin, nach Norden geht es Richtung Ostsee; hier – ist es schön. Neuruppin ist die Geburtsstadt Fontanes und Schinkels, der eine wurde hier in der – noch erhaltenen – Apotheke seines Vaters geboren, wurde ebenfalls Apotheker, dann Schriftsteller und beschrieb die Wanderungen durch die Mark Brandenburg (natürlich auch durch Neuruppin); der andere, Schinkel, hat Berlin gestaltet, jenen Klassizismus in Preußen weitergedacht und -gebaut, dessen Ausgangspunkt man heute in Schinkels Geburtsstadt bewundern kann. Man kann Neuruppin als Prototyp der klassizistischen Stadt bezeichnen, einer Abfolge aus

Straßen und Plätzen, ein Grundmuster aus geometrischen Formen und Gärten, aus Häusern, Kirchen, Repräsentationsgebäuden, öffentlichen Einrichtungen, Beamtenkasernen. Der Zweite Weltkrieg ist hier ohne nennenswerte Spuren geblieben, weil die Neuruppiner im rechten (letzten) Moment die weiße Fahne hissten. Und so ist die Stadt noch genau so zu erleben wie vor 200 Jahren, nach dem genialen Wiederaufbau, der nötig wurde, weil die Stadt zuvor vollständig einem Brand zum Opfer gefallen war (der auch das Leben von Schinkels Vater forderte). Was für schreckliche Umstände müssen das gewesen sein, im Mai 1945, als ein Unbekannter den Turm der Klosterkirche erklomm. Eine einfache weiße Fahne hat diese wunderschöne Stadt gerettet.

Jetzt, im Spätsommer, glüht die Luft noch über den Plätzen, etwas Schatten spenden nur die vielen alten Kastanien – tagsüber tut das gut. Abends wird es schon etwas kühl, aber die Luft ist dann immer noch sommerlich schwer und süß. Auf der Uferpromenade am See tanzen die ungezählten Mücken noch einmal den Tanz dieses Sommers, ihres Lebens. Die Schatten, die der Sonnenuntergang von mir und den Kastanien auf das Pflaster projiziert, werden langsam kürzer, aber noch wehrt sich der Sommer standhaft, als wolle er es diesmal übertreiben, feiern, bis nichts mehr geht. Die Sonne klimpert noch einmal aufgeregt auf dem See herum, sie will wohl ein wildes Abschiedskonzert geben. Ein laues Lüftchen gleitet dabei über das Wasser und bringt die waldige, warme Luft des anderen Ufers hierher zu mir, umweht meinen Kopf – und ich schreie aufgeregt ins Telefon. Dabei laufe ich von links nach rechts an der Uferpromenade entlang, dann im rechten Winkel vor und zurück auf der Seebrücke. Dann wieder rechts – links. Vor – zurück. Diese eine Telefonkonferenz muss ich noch machen, dann beginne ich die Entspannung, ganz sicher.

Aber ich kann es nicht zulassen, dass ausgerechnet jetzt, in dieser heißen Phase, über die Zusammensetzung meines Teams diskutiert wird. Ich stehe im Feuer, weil meine Leute im Feuer stehen; es geht um viel, sogar um sehr viel. Und was, wenn ich ernsthaft nachdenken würde über die Bedenken? Vielleicht würde ich zu der Auffassung kommen, dass hier und da nicht alles einhundertprozentig gut funktioniert. Und dann? Das hier ist kein Fußballspiel, wo man auch zwei Minuten vor Abpfiff noch mal austauschen kann, es könnte ja sein, dass der Einwechselspieler mit frischer Energie durchmarschiert und das Tor schießt. Nein, das hier ist Nervenkrieg, und es geht um ein komplexes Projekt, das muss man durchdrungen haben. Es reicht nicht zu wissen, in welcher Richtung das gegnerische Tor steht. Wir wissen nicht mal, ob der Gegner Fußball oder Schach spielt, ob er überhaupt spielen will. Das ist ein komplexes Geschäft, und ich muss da jetzt durch, und zwar mit den Menschen, die genau diesen Kunden, dieses Projekt, den letzten Spezialfall in diesem komplizierten Kontext verstanden haben. Scheitern ist keine Option, und wir sind eingespielt. Es muss jetzt so gehen, wir müssen uns noch mehr anstrengen, ich auch. Denn ich will – ja, ich muss – es gewinnen, das Projekt, meine Ehre. Und Anerkennung – ja – Anerkennung!

Ich habe Haffenloher vergessen. Wieso fällt er mir gerade jetzt ein, nachdem ich endlich aufgelegt habe, es soll doch nun eigentlich losgehen mit der Entspannung, wieso dann jetzt Haffenloher? Er ist mir durchgerutscht, das darf eigentlich nicht passieren, wer weiß, was da sonst noch passieren kann? Ich schreibe ihm wenigstens eben eine SMS, benachrichtige ihn und frage nach, ob es reicht, wenn wir am Montag telefonieren. Haffenloher antwortet nicht. Klar, denn es ist Freitagabend, 19.45, und Haffenloher ist längst zu Hause, auf seinem Hof. Wir bestellen Wein, auch Essen, und ich überlege. Wie ich runterkommen kann. Ich soll mich doch hier entspannen, was muss ich denn da bestellen? Ich versuche es nach dem Essen mit einem Whisky, das ist schon mal nicht schlecht. Also nehmen wir gleich auch noch eine Flasche mit ins Hotelzimmer. Furchtbar lang wird der Abend aber nicht mehr, ich bin fix und fertig – gähne, schaue in den Kamin, den es auf dem Zimmer gibt, und schaue dann wieder raus auf den See, gähne. Der Fernseher läuft der Form halber, einfach so. Ich schaue raus, trinke noch einen letzten Schluck Whisky, lege mich aufs Bett, schlafe zehn Sekunden später ein, werde wach, es ist Morgen. Die Sonne schleppt sich hoch, langsam, mit wenig Kraft, so ist das im Spätsommer, die alte Dame wird etwas müde, aber sie ist immer noch stolz; wenn sie es erst geschafft hat bis ganz oben, dann richtet sie noch mal ihr Dekolleté, nach oben versteht sich, setzt ein gütiges Lächeln auf, schaut mütterlich herunter und wärmt; wer weiß, wie lange noch, aber erst mal wärmt sie, die Sonne, mit letzter Kraft.

Ich schaue raus. Auf den See. Frühstück. Bootsfahrt. Es geht nach Norden, Richtung Tornowsee, gemächlich, mit einem Dampfer, der vielleicht fünfzig Personen fassen kann. Jetzt, im Spätsommer, sind es vielleicht noch zwanzig, die mitfahren, die meisten weit jenseits meines Alters, weit, weit jenseits. Boltenmühle, Wanderung um den See, Wald, Sumpf, Moor. Zurück. Nachmittags Sauna. Die Fontane-Therme ist vor allem deshalb angenehm, weil sie so schön ist, alles ist geschmackvoll, puristisch, wohlgeraten. Davon abgesehen hat es hier eine riesengroße auf dem See schwimmende Sauna, die etwas schaukelt, dabei aber Ruhe spendet und eben Wärme. So wie jetzt jeden Tag. Der Ablauf ist immer gleich: wach werden, See gucken, Kaffee, Frühstück (ausgiebig), weit rausfahren, zurücklaufen, durch Wald oder Feld (oder Dörfer), dann Mittagessen, Sauna, drei Gänge (Sauna, nicht Mittagessen), Erschöpfung (durch Sauna), Spaziergang (durch Neuruppin), Abendessen, Wein, Espresso, Kamin, Müdigkeit (durch Wein), Schlafen (durch Müdigkeit) und wieder von vorn. Drei Tage, drei Nächte, zurück.

Der Weg nach Berlin: Dreiviertelstunde. Es ist Samstag, und ich habe extra den letzten Tag des Wochenendes frei gelassen. Ich soll mich ja entspannen. Es geht von Norden zurück, rein in die große Stadt, rein nach Berlin, rein nach Pankow, dann Prenzlauer Berg, Friedrichshain. Bersarinplatz, Frankfurter Tor, Warschauer Straße, Grünberger Straße, links, noch mal links, Motor aus. Ich bin in meinem Hof, an meinem Haus, in meiner Wohnung, zwischen den Häusern erstrahlt der Himmel als faszinierendes Vieleck in einem satten Blau, die Sonne brennt hell und heiß und durch die letzten Ritzen, warm und angenehm, alles ist grün, und es riecht nach Blüten. Und ich denke an Selbstmord.

Ich empfinde plötzlich eine tiefe und durchdringende Sinnlosigkeit, alles scheint mir überflüssig, am meisten ich selbst. Was bin ich, was soll ich hier? Ich trete hinaus auf den Balkon, atme schwere und leere Luft, was passiert mir da gerade? Plötzlich, gerade zurück aus der Erholung, falle ich in ein erbärmliches Loch. Ich fühle mich einsam, als wäre ich der letzte Mensch im Universum, in einer Welt, die ich nicht bestellt habe, die ich auch nicht will; so wie die Unruhe gewichen war, bohrte sich dieses Gefühl nach oben, langsam, aber dann immer drängender, mit jedem Kilometer Richtung Berlin. Jetzt ist es nicht mehr zu igno-

rieren, ich fühle mich gelähmt, beschließe, mich etwas hin-
zulegen, mitten am Tag, bestimmt hilft ein Nickerchen,
aber ich finde keinen Schlaf, wälze mich umher, rechts,
links, werde immer unsicherer, will nicht mehr in mir stecken, was soll ich hier und in dieser Welt? Alles ist so
nutzlos, so unerfreulich, entsetzlich. Ich bin am Ende. Jetzt
bald.

## SCHICKSALSGEMEINSCHAFT

Brigitte hat gut geschlafen, Wolfgang auch. Martin sieht zumindest so aus, frisch und wach. Er sitzt auf 9 Uhr. Wir haben uns gerade erst kennengelernt. Martin ist ungefähr so alt wie ich, aber um einiges besser in Schuss. Man ahnt kein Gramm Fett an seinem Körper (das wird sich demnächst in der Sauna bestätigen), er ist Läufer, im Hauptberuf Bauamtsleiter im Freistaat Sachsen, in Zwickau, eigentlich gelernter Bauingenieur. Aber direkt nach der Wende wurden eben erst mal Beamte gesucht, die eine funktionierende Verwaltung aufbauen halfen, keine Baukünstler – die kamen aus dem Westen. Martin hatte sein Studium in Dresden gerade beendet und bekam die Chance, in Sachsen zu bleiben, wo er aufgewachsen war, also ergriff er sie. Außerdem ist Martin diszipliniert; viel stärker, als ich in diesem Moment ahne. Wenn der Staat ruft, dann ruft er, auch wenn er noch ganz neu ist, dieser Staat. Schon irgendwie ein geborener Beamter, dieser Martin, wenn auch zweifellos ein sympathischer.

Erst in ein paar Wochen werde ich den Rest kennenlernen von Martins Geschichte, zum Beispiel, dass seine Frau gestorben ist, viel zu früh, eigentlich mitten im Leben, ihrem und seinem. Und erst noch viel später werde ich mir einen Reim machen können auf ihn; in der Zwischenzeit bin ich irritiert, denn Martin ist irgendwie nett, aber doch merkwürdig, komisch. Vielleicht ist es dieses Beamtenhafte, das er ausstrahlt und das er verkörpert. Erst später wird sich das alles zu einem kompletten Bild fügen. Martin hat Interesse an mir. Wahrscheinlich wirke ich auf ihn vertrauenerweckend. Ich bin in seinem Alter, sogar etwas größer als er, stehe mitten im Leben, bin intelligent und promoviert, verstehe ein bisschen was von öffentlichem Recht und Architektur; immerhin reicht es für einen unfallfreien Smalltalk. Mein erstes Frühstück in der Klinik gibt mir etwas Sicherheit.

In der letzten Nacht habe ich tief geschlafen, ohne Panikattacke, ohne Angst. Krokowski hatte recht behalten. Ob das Medikament half oder die Abgeschiedenheit hier im Wald – es wird wohl sein Geheimnis bleiben, vielleicht könnte aber auch er diese Frage nicht wirklich beantworten. Jedenfalls bin ich ohne Unruhe aufgestanden, die kam erst so langsam, während der Morgentoilette, in Vorbereitung auf das Frühstück, denn nun musste ich meine gerade erst bezogene Aufnahmehöhle verlassen und mich wieder unter diese Leute mischen, und die waren mir immer noch suspekt. Wie denn auch sonst nach 16 Stunden, länger war ich ja noch nicht hier, und länger konnte ich mich demnach auch noch nicht an sie gewöhnen, an diese Leute. Martin machte es mir leicht, auch wenn ich ihn kein bisschen durchschaut habe. Aber das machte mir nichts, und jetzt, nur eine halbe Stunde später, fühle ich mich schon ganz okay auf der Sechs-Uhr-Position, also zwischen Martin und Brigitte, Wolfgang gegenüber auf zwölf. Martin will Interesse zeigen.

– Hast du schon deinen Wochenplan bekommen? Bei wem bist du?

– Nein, ich soll den Wochenplan gleich im Stationszimmer abholen, bin gespannt. Wie meinst du das, bei wem ich bin?

– Hier hat jeder einen Bezugstherapeuten, bei dem hat man seine Einzeltherapie. Das ist nicht ganz unbedeutend, es gibt gute und schlechte Therapeuten, wie das eben so ist. Ich habe Glück gehabt, ich bin bei Frau Sulzbaum, die ist ganz okay, aber es gibt auch echt verrückte Typen, da fragt man sich, wer da therapiert gehört.

Er lacht und macht diesen Martin-Blick, den werde ich noch häufiger erleben, eine Mischung aus verrücktem Lachen und Lechzen nach Anerkennung. Das mit den Bezugstherapeuten macht mich nun nicht unbedingt sicherer. Die Grenzen zwischen Martin (verrückt, so wie ich) und den Therapeuten (hoffentlich etwas weniger verrückt) verschwimmen. Die Sulzbaum werde ich auch haben, später, als Urlaubsvertretung, und es wird für uns beide (die Sulzbaum und mich) nicht so sehr erquicklich werden, und ich weiß bis heute nicht, warum. Martin lacht einstweilen, er lacht, und ich werde mich später daran erinnern, denn Martin wird erst in ein paar Wochen wieder lachen; dazwischen werde ich ihn traurig erleben, ernsthaft traurig und depressiv, und das ist offenbar gut so, es muss wohl so sein, aber auch das werde ich erst später lernen.

Alle Patienten sind in Gruppen eingeteilt, von A bis G. Die Klinik hat Platz für 60 Patienten – plus ein paar in der Aufnahmestation, aber da ist man noch nicht einer Gruppe zugeteilt. Also zirka sieben bis acht pro Gruppe. Die Gruppe F wird meine Schicksalsgemeinschaft während der nächsten Wochen. Schwester Sigrid überbringt mir diese Botschaft nach dem Frühstück im Stationszimmer. Dort bekomme ich meinen Wochenplan, die ersten drei Tage sind leer, denn heute ist Donnerstag, und auch der ist nicht besonders voll, ein Witz gegen mein normales Tagespensum, heute habe ich drei Termine, na gut, wollen mal sehen, es muss ja auch Zeit bleiben für das Essen. Die

Mahlzeiten stehen nicht auf dem Wochenplan, man muss sich da arrangieren. Frühstück gibt es von 6.30 bis 8.45. Mittagessen von 12.00 bis 13.15, Abendessen von 17.45 bis 19.00 (besonders Letzteres halte ich für abwegig, wie soll man am Nachmittag schon hungrig sein). Davor, dazwischen, danach: Obst überall, manchmal Kekse, sonntags, wie gesagt, Kuchen.

Heute kann ich mich nach dem Frühstück erst mal orientieren, mein erster Eintrag im Wochenplan findet sich bei 10 Uhr: »Gestaltung Gruppe« – was immer das bedeuten mag, ich bin sehr gespannt. Ich schaue mich um, gehe raus, verschaffe mir einen Überblick. Es gibt insgesamt sechs Häuser, die mitten in den Wald gesetzt wurden, unter die Kiefern, in den märkischen Sand. Haus 1 beherbergt neben dem Empfang und der Aufnahmestation auch das Stationszimmer, also den Arbeits- und Aufenthaltsbereich für die Schwestern und Pfleger. Außerdem die Verwaltung, und: Hier haben die beiden leitenden Oberärzte (einer ist Krokowski) ihr Büro; außerdem ist der Chefarzt, Professor Soundso, hier angesiedelt. Die beiden anderen größeren Häuser, Nr. 2 und Nr. 3, sind ganz anders, sie beherbergen die »richtigen« Patientenzimmer, 60 an der Zahl, sowie Therapieräume. Beide Häuser sind parallel zum Ufer gebaut, auf der seezugewandten Seite befinden sich die Patientenzimmer, die kenne ich noch nicht, ich bin ja noch auf der Aufnahmestation. In jeweils drei Etagen – Parterre, erster und zweiter Stock – reihen sich jeweils zehn Patientenzimmer aneinander. Jedes hat einen Balkon zum See. Die andere Seite der Häuser, Richtung Wald, ist den Therapiezimmern vorbehalten. Im Erdgeschoss Gruppenräume, darüber die Büros der Therapeuten – Einzelbüros und gleichzeitig Sprechzimmer. Es gibt jeweils einen Schreibtisch dort sowie einen Schreibtischstuhl, ein Regal, zwei bequeme Sessel, dazwischen einen kleinen Tisch, sonst nur Privates des Therapeuten – ein Bild vielleicht, Fotos, eine Skulptur, was man eben so hat.

Haus 4 dient der Gestaltungstherapie (wir werden »Malbude« sagen), Haus 5 der Achtsamkeitstherapie (»Meditationsbude«), außerdem gibt es ein beachtlich vielfältig eingerichtetes Fitnessstudio. Diese Zweckbauten sind viel kleiner, die Malbude besteht aus vier Räumen, zwei oben, zwei unten, jeder hat einen Vorraum, in dem schwere Schränke stehen für unsere Werke, und einen Hauptraum mit einem riesigen Tisch in der Mitte, viele Schemel drum herum und alle möglichen Werkzeuge, Pinsel, Farben, Steine, Tücher, dieses ganze Zeug. In der Meditationsbude gibt es ebenfalls vier Räume mit spärlichem Mobiliar, ein paar Stühle halt – und einen »Raum der Stille«, den werde ich bis zum Schluss nie von innen sehen, warum, weiß ich nicht, wahrscheinlich, weil die Stille des Waldes und des Sees für meine Verhältnisse ausreichen. Stiller als still muss ja nicht sein. Der Blick: buchstäblich atemberaubend, See überall; Wasser, in dem sich hell und aufgedreht die Sonne spiegelt, auf- oder untergehend, je nachdem. Über allen fünf Häusern: Kiefern, 20 Meter hoch, mal mehr, mal weniger, ganz weit oben mit nadeligen Wipfeln versehen; dazwischen fräst sich die Sonne erst durch die Atmosphäre und dann durch die Nadeln, wärmend und die mittlerweile kalte Luft aufheizend; sie – die Sonne – passiert die Bäume und wärmt den Waldboden, auch jetzt im November noch, man könnte barfuß über den weichen warmen Boden laufen, erkälten würde man sich nicht.

Im Haus 2 gibt es eine sogenannte Saftbar. Tatsächlich hat es dort einen Kühlschrank mit stets gekühlten Obstsäften, ich finde den Namen trotzdem bescheuert, er ist nicht weit weg von Saftladen, und außerdem ist eine Bar etwas anderes; da trinkt man ein leckeres, frisch gezapftes Pilsken und vielleicht einen Kurzen, aber sicher keinen Saft. Es gibt aber wie überall auch Tee und Kaffee. Und einen großen Fernseher. So wenig spektakulär dieser Ort auch ist: Ich werde hier eines meiner Hauptquartiere aufschlagen, sehr oft werde ich auf so einem bequemen Korbsessel sitzen und in den Garten starren, Richtung Mal- und Meditationsbude, das rege Treiben während der Wechselpausen beobachtend, wenn alle von der einen Therapiestunde zur nächsten eilen, von der Gruppentherapie zur Achtsamkeit, von der Physiotherapie zur Gestaltung, hin und her, ein rechtes Gewusel an Menschen. In den Blicken werde ich raten, wie die gerade absolvierte Stunde war: deprimierend oder ermunternd, ernüchternd oder erheiternd, gut oder schlecht. Einstweilen finde ich die Saftbar doof.

Überhaupt kann ich mir nicht vorstellen, mehrere Wochen in diesem Umfeld zu verbringen. Nicht mal ein paar Tage. Meine Erkundungstour muss ich abbrechen, denn es ist kurz vor zehn, und ich will auf keinen Fall zu spät kommen, zu meiner ersten Therapiestunde. Ich bin neugierig, denn jetzt gleich werde ich meine »Gruppe« kennenlernen – ich bin der Erste und warte artig vor der Tür. Es erscheinen: Jürgen (etwas älter als ich, trägt eine Papiertragetasche von Douglas unbekannten Inhalts mit sich herum), Mike (schwer akzeptierbarer sächsischer Dialekt), Eduard (ich würde sagen Rentner), Martin (ja, mein Tisch-Martin auf 9 Uhr, der drahtige Bauamtsleiter) und Thorsten (habe ich den nicht vorgestern gesehen, auf der Treppe, nach dem Informationsgespräch, war das der mit diesem schrägen Dackelblick?). Einer nach dem anderen stellt sich vor und begrüßt mich nett, Martin sogar regelrecht freudig. Natürlich habe ich die Namen nicht behalten und werde sie mir in den nächsten Tagen mühsam erarbeiten.

Jetzt aber: Auftritt Heike. Heike betritt eilenden Schrittes den Vorraum zur Malbude, in dem mittlerweile rege Beschäftigung herrscht, alle suchen irgendwas, Schubladen (jeder hat seine eigene, mit auf Kreppband geschriebenem Namen beschriftet) gehen auf und zu, es klappert, alle haben irgendwelche undefinierbaren Sachen in der Hand, hantieren herum. Mittendrin also Heike. Bleibt vor mir stehen, baut sich auf wie ein Mahnmal; sie gibt mir die Hand, schaut zu mir hoch, sagt nichts. Dann eben ich.

– Hallo, ich bin Rüdiger.

Ich lächle, unsicher, will mich ja nicht gleich unbeliebt machen. Heike lächelt nicht.

– Ich bin Heike.

– Hallo, Heike. Freut mich sehr.

– Ooooh, das weißt du noch nicht. Warte das mal ab!

Ach du Scheiße, eine Begrüßung wie ein Donnerschlag. Das wird ja toll werden mit meiner Gruppe. Ein unverständlicher Sachse, ein depressiver Beamter, ein sprachloser Rentner, einer mit irrem Dackelblick und ein Bekloppter mit Douglas-Papierhandtasche, herzlichen Glückwunsch! Die einzige Frau findet mich direkt mal scheiße und ist dummerweise ehrlich. Na ja, was soll's, ich bleibe ja eh nicht lange, und es wäre ja das erste Mal, dass ich ernste Probleme hätte mit ungewöhnlichen Menschen. Ich komme eigentlich mit allen und jedem klar, alles andere wäre ja auch hinderlich in meinem Job. Und ich muss niemanden hier heiraten, nur aushalten. Und das auch nur ein paar Stunden pro Tag.

Nachdem alle genug an den Schubladen herumgeklappert haben, betreten wir den Gestaltungsraum, den die Therapeutin (gerade eingetroffen) uns öffnet. Frau Bertani, Italienerin, ist vielleicht fünfzig (man weiß es aber nicht), klein und dünn, direkt und bestimmt. Alle setzen sich irgendwo hin, rund um den riesengroßen Tisch, auf viel zu kleine runde Schemel. Frau Bertani schaut in die Runde und wartet, dass es von allein ruhig wird. Wie naiv, denke ich, natürlich wird es nicht von allein ruhig, wieso sagt denn die nichts? Es wird von ganz allein ruhig, und Frau Bertani begrüßt uns sehr formal, weist darauf hin, dass es ein neues Gruppenmitglied gibt (mich, zum Glück muss ich mich nicht vorstellen, das kommt erst ein paar Tage später in der Gruppengesprächstherapie) und – holt eine Klangschale hervor. Mit Klöppel. Ich werd' verrückt. Nein, das bin ich ja schon, krass, jetzt geht's ab. Wenn ich ein Horrorbild von Psychoklinik hatte, dann das.

– Wir beginnen wie immer mit einer Befindlichkeitsrunde. Bitte wählen Sie eine bequeme Sitzposition und schließen Sie die Augen.

Die Frau hat allen Ernstes eine Klangschale und einen Klöppel und schlägt jetzt mit versteinerter Miene Letzteren gegen Erstere. Klonnngggg. Oh Mann. Was geht hier ab? Natürlich lasse ich mich drauf ein, was soll ich machen, ich bin ja hilflos, am Ende, fertig. Und ich kann jederzeit wieder gehen, ich bin freiwillig hier, man hat mich nicht zwangsweise eingewiesen. Es ist still im Raum, alle Augen sind geschlossen, die Hände liegen auf den Oberschenkeln, alle sitzen aufrecht. Klonnngggg. Sie hat es wieder gemacht. Wir öffnen die Augen, es ist immer noch still, die Therapeutin schaut in die Runde, wartet. Wartet. Und wartet noch weiter. Worauf? Mir kommt das alles fast peinlich vor, unangenehm, die Therapeutin wartet und wartet und guckt sonst wo hin, und alle anderen gucken geradeaus. Was ist das hier?

– Also, ich fange dann mal an.

Eduard schaut mit einem durchdringenden Lächeln in den Raum, zu uns, auch zu mir. Er erlöst uns aus dieser kranken Situation, thematisiert das nicht mal, so als wäre das ganz normal, spricht einfach.

– Morgen ist ja mein letzter Tag.

Pause. Aha. Außer mir wissen anscheinend alle, dass Eduard geht. Ich aber eben nicht. Ich bin ja der Neue. Ich weiß gar nichts. Eduard weiß anscheinend ziemlich viel, hat Erkenntnis gewonnen.

– Ich bin zufrieden, ich freue mich auf zu Hause. Ich gehe mit einem Lächeln. Und mit Zuversicht.

Unter gewöhnlichen Umständen, auf der Arbeit, würde ich Eduard für diesen Senf ein paar passende Worte anbieten, habe aber das Gefühl, damit möglicherweise nicht genau die Stimmung aller Anwesenden zu treffen, und halte mal lieber den Mund. Die Therapeutin springt ein.

– Wie geht es Ihnen dabei?

– Mir geht es gut, ich bin ganz bei mir. Nur ein bisschen aufgeregt, ob meine Frau den Weg finden wird, sie holt mich ab.

Pppfffff … Er ist ganz bei sich. Na dann. Dass er sich sorgt, um seine Frau, macht Eduard auf den letzten Metern sympathisch. Mir jedenfalls ist das viel angenehmer als dass er bei sich ist, wer weiß, ob er sich überhaupt mag – und dann auch noch so nah an sich dran. Egal, nun müssen alle anderen ihre »Befindlichkeit« kundtun, auch ich.

– Mmmhhh, also, ich, mir – geht es so weit. Gut. Na ja, dann wäre ich nicht hier, also, äähhmmm, es geht so, also ich bin ja gerade erst …

Frau Bertani hat Verständnis (was ihr Job ist) und schaut mich freundlich an (was nicht ihr Job ist). Wie oft wird sie diese Situation erlebt haben, in der ein neuer Patient in eine Gruppe kommt und vollkommen überfordert ist, weil er diese neue Welt nicht beherrscht und nicht versteht? Die Männer in der Gruppe sind sofort bei mir, nicken verständnisvoll, erinnern sich wahrscheinlich an ihr eigenes erstes Mal in der Gruppe. Martin grinst in meine Richtung, offen, ehrlich. Er weiß genau, wie man sich fühlt, jetzt, in dieser Situation. Die Therapeutin geht über zur Tagesordnung.

– Dann legen wir also los. Sie kennen ja die Regeln. Herr Striemer, wir beide gehen kurz nach oben, da erkläre ich Ihnen alles, und Sie können sich für eine Arbeit entscheiden.

Also beginnen die anderen mit ihrer »Arbeit«, und wir gehen in den ersten Stock. Ich lerne: Gestaltungstherapie ist ein nonverbales Verfahren (es darf also während der »eigentlichen« 60 Minuten nicht gesprochen werden). Es gelten darüber hinaus während der Gestaltung fast keine Regeln und schon gar nicht hinsichtlich der unterschiedlichen Verfahren, ich darf also zum Beispiel: (1.) malen, (2.) Speckstein bearbeiten, (3.) töpfern und (4.) alles andere tun, was mit dem Material in diesem Raum anzustellen ist.

Malen werde ich sicher nicht, so viel ist ja mal klar. Töpfern? Mir kommen all die Klischees in den Kopf, die mit frustrierten Hausfrauen in Volkshochschul-Töpferkursen zu tun haben. Zu Hause in meiner Wohnung will ich keine hässlichen und obendrein nutzlosen Vasen haben, und ich will das auch keinem Freund zumuten. Ich werde also Speckstein bearbeiten, vulgo: bildhauerisch tätig sein, mit schweren Werkzeugen auf dem Stein herumkloppen, jawoll! Gesagt, getan. Hier oben im ersten Stock befindet sich auch das Steinlager, ich darf mir einen aussuchen. Er ist grün, der Stein, vielleicht hier und da etwas grau, mit weißen Einschlüssen und schwarzen, dünnen Streifen, zum Draufrumkloppen reicht er, er wird später auf meiner Fensterbank stehen, der Stein, meine erste Skulptur. Im Schlafzimmer, denn dass jemand ihn sieht, möchte ich nicht.

Am Ende der Gestaltungsstunde räumen wir auf. Werkzeuge zurückbringen und verstauen, Tisch sauber machen. Die Maler waschen ihre Pinsel aus, getöpfert hat niemand; kein Wunder, sind ja fast nur Männer in Gruppe F. Die erarbeiteten Werke werden auf einem Seitentisch drapiert beziehungsweise, im Falle von Pinseleien, an die Wand gepinnt. Nun sitzen wir in einer Reihe nebeneinander vor dieser Wand und starren geradeaus. Frau Bertani starrt in die Luft. Wartet. Sagt nichts. Das Spielchen kenne ich jetzt ja bereits. Gleich wird wieder irgendein Sepp drauflosbrabbeln. Der Gedanke ist noch nicht ganz durch meinen Kopf geeilt, und schon erntet er ungewollte Bestätigung durch Thorsten.

– Bei dem Bild oben rechts empfinde ich große Betroffenheit, es macht mich fast etwas traurig und hat so etwas Bedrückendes.

Ich will sofort nach Hause. Auf das Bild oben rechts hat Heike eine dunkelblaue Blume gemalt, na und? Immerhin eine Blume, was soll dieses Theater, die Blume ist halt dunkelblau, vielleicht war Dunkelblau übrig in Heikes Malkasten. Das hier kann jedenfalls nicht die Lösung meines Problems sein, ich werde gleich morgen abreisen. Leider habe ich keine Idee wohin, denn ich bin verzweifelt, und zu Hause fällt mir die Decke auf den Kopf. Aber das hier muss ja nun nicht sein. Von rechts werde ich angestoßen. Ich spüre den Stoß eines Knochens in meinem musculus supraspinatus (dass ich Letzteren besitze, werde ich in ein paar Tagen hier lernen), der Knochen ist Martins Ellenbogen. Ruckartig und verstört blicke ich nach rechts, Martin lächelt, diesmal nicht wahnsinnig, sondern verschmitzt. Denkt er dasselbe wie ich? So ist es, das sagt sein Gesicht. Es setzt ein Gespräch ein über Heikes Bild. Das Gute ist: Keiner redet über meinen bekloppten Stein, alle sind mit der bedrückenden Blume von Heike beschäftigt, ich aber nicht. Dafür wird mir schwindlig, zum Glück ist es gleich vorbei. Frau Bertani starrt geradeaus, während sie die Runde beendet. Meine erste Therapiestunde ist komplett schiefgegangen, und ich will nie wieder Gestaltungstherapie haben, was für ein irres Zeug. Was machen die hier mit mir? Meine Verzweiflung wird größer statt kleiner.

## ABGRUND

Bestimmt war dieser depressive Anfall nur eine unbedeutende Laune der Natur, meiner Natur. Es ging dann vorgestern Abend nach der Rückkehr aus Neuruppin und ein paar Gläsern Wein schon gleich viel besser. Ich nehme mir vor, eine Zeit lang etwas kürzer zu treten, das muss gehen, ich habe schließlich genügend Leute, an die ich delegieren kann. Zwei, vielleicht drei Wochen, so mein Kalkül, nehme ich mich etwas zurück, arbeite nur halbe Tage. Klar, ich muss für die wirklich kritischen Dinge erreichbar bleiben, aber den Rest gebe ich ab, kann ja nicht so schwer sein. Und ich werde endlich diesem Schwindel, dem Kopfdruck nachgehen. Die Kuhn muss jetzt mal rausfinden, was das ist und wie ich es loswerde, ich habe dann bald Zeit und die Kuhn hoffentlich auch. So wird alles gut, man muss eben nur mal richtig nachdenken und Entscheidungen treffen. Ich wähle mich in die erste Telefonkonferenz des Tages ein, es geht – natürlich – um Stuttgart, danach folgt Köln. Setze mich ins Auto und fahre ins Büro, es gibt Probleme, mit Stuttgart – mit Köln sowieso. Offenbar ist am Wochenende in Stuttgart eine Bombe geplatzt, wir diskutieren, ich lasse mir die Situation schildern, frage nach, muss verstehen, es handelt sich um ziemlich komplexe Zusammenhänge, und ich war drei Tage off. Am Ende stellt jemand die Frage, was wir jetzt machen. Das muss der Chef entscheiden, darin sind sich alle schnell einig, schließlich geht es hier um enorm viel Geld, da ist höchste Management-Kompetenz gefragt, und außerdem ist es ja so bequem (und sicher), nicht selbst entscheiden zu müssen, sondern es den Chef tun zu lassen. Außer man ist der Chef. Und deshalb muss ich genau verstehen, auch die Details. Schließlich will ich eine fundierte Entscheidung treffen. Und zwar die richtige. Scheitern ist keine Option.

Mein Kopf fühlt sich an wie in einer Schraubzwinge. Aber das hier muss ich noch eben durchziehen. Und natürlich das mit Köln, danach regle ich alles andere und gehe zur Kuhn, es drückt in meinem Kopf, und ich bin ein bisschen orientierungslos. Das ist neu. Natürlich weiß ich, wo ich bin, in Friedrichshain, auf dem Weg zum Büro, der Stadtteil ist also klar, auch die Straße, aber die Straßenkreuzung ist da schon diffiziler. Ist die nächste die Lehmbruck- oder schon die Ehrenbergstraße? Welche ist überhaupt die nächste, ist die andere schon vorbei? Ich nehme allen Rest an Konzentration zusammen, gebe Anweisung, wer wann wen mit welcher Botschaft anzurufen hat, wie wir weitermachen, welche Berichte ich erwarte. So ist es sicher richtig.

Jetzt Köln. Hier zur Abwechslung: Es wird mir ein Problem berichtet. Danke. Ich war gerade auf der Suche nach einem. Was hilft's, nun ist es ja da, mal sehen, was ich machen kann. Ich glaube, es war schon die Ehrenbergstraße. Die Entfernungen entgleiten. Mal ist alles ganz nah, mal kilometerweit entfernt. Es drückt auf meinen Kopf, jetzt tut es schon fast weh. Und wenn da doch irgendwas ist, in meiner Birne? »Bildgebende Verfahren« hat die Kuhn gesagt und gemeint: Magnetresonanztomografie, MRT, ab in die Röhre. Nehme ich jedenfalls an. Ich gebe Anweisungen in Sachen Köln, beende die Konferenz, rufe Karl an, meinen Vorstandskollegen.

– Was meinst du mit »kürzertreten«?

Karl ist alt. Und erfahren. Er ahnt, was kommt. Ich anscheinend nicht.

– Ich weiß nicht, aber ich muss wohl mal für ein paar Wochen weniger machen. Nicht gar nichts, nur weniger, das wirklich Kritische geht schon irgendwie, aber vielleicht muss ich in nächster Zeit das eine oder andere auf dich abwälzen.

– Kein Problem. Mach das. Ich bin da. Ich kann mich freischaufeln.

Das finde ich gut. Karl fügt noch an, dass ihm das alles lieber sei, als wenn ich mal so richtig lange ausfallen würde, ein paar Monate oder so, man hört ja von so was, nicht auszudenken. Ich soll mich erholen und entscheiden, was ich an ihn abgeben kann. Gut. Ich sehe keine Entfernungen mehr. Schlecht. Es geht abwärts, in die Tiefgarage. Gut, weil: Ziel erreicht. Fast. Ich biege ab, um den Pfeiler. Aber der kommt erst in einem guten Meter, meine rechte Tür ist demoliert. Schlecht. Ich fahre weiter, denn jetzt bin ich ja eh fast herum um den Pfeiler. Noch schlechter, denn jetzt ist da keine rechte Tür mehr. Ich erkläre Karl, welche Vorgänge er übernehmen muss (so viele sind es nicht, denn die meisten erfordern viel zu viel Einarbeitung), steige wie immer links aus dem Auto (rechts wäre schneller gegangen), schließe das Auto ab, fahre nach oben ins Büro, Karl hat Rückfragen, ich gebe Doris den Autoschlüssel, kurze Instruktion Karl (wg. Rückfragen), kurze Instruktion Doris (wg. Werkstatt), gehe in mein Büro, schließe die Tür. Ich lege auf. Setze mich an meinen Schreibtisch. Starre geradeaus. Ich spüre Nervosität. Unruhe. Tief empfundene Unruhe, alles dreht sich. Brrrrr. Haffenloher. Mein Telefon ist noch heiß von den Konferenzen und Gesprächen, liegt in meiner Hand, vibriert. Brrrrr. Haffenloher lässt mein Telefon vibrieren, zu Recht, in bin ja noch nicht dazu gekommen, ihn zurückzurufen. Brrrrrr.

– Haffenloher, was ist?

– Grüüüüß dich, Rüdiger, hier spricht der Alfons. Alfons Haffenloher. Aus Wien.

– Ja, weiß schon. Was ist, Alfons?

– Du, I wollt di nurmehr auf dem Laufenden hoiden, pass auf, was der Toni g'macht hot ...

Ich passe auf. Was der Toni gemacht hat. Er hat irgendwas mit dem Dienstwagen eines Mitarbeiters falsch gemacht, der Toni, der andere Geschäftsführer. Sagt der Haffenloher. Und das kostet uns Geld, und Geld ist Haffenlohers Verantwortung. Ist das mein Problem? Ja, schon, weil das ja am Ende unser Geld ist und ich das Geschäftsführerproblem in Österreich noch nicht geregelt habe. Dann mache ich das doch gleich mal.

– Verstanden, Haffenloher. Und? Wen muss ich rausschmeißen, dich oder den Toni?

– Äh – Rüdiger?

– Ja, ich. Genau.

Mein Puls klettert. Ich rege mich auf. Ich weiß, dass ich das nicht sollte, aber es passiert eben. Es regt mich auf, dass ich mich um so einen Scheiß kümmern muss. Vor einiger Zeit wäre mir das noch egal gewesen, ganz egal, hätte aufgelegt. Drei Minuten später hätte ich an irgendwas anderes gedacht, hätte das geregelt. Wieso hat mich das alles früher nicht belastet? Ist es die Masse? Nein, das wohl nicht, so viel hat sich da nun auch wieder nicht getan in den letzten zwei Jahren. Was ist es dann? Was macht mich so unruhig? Mein Puls geht hoch, alle Schotten sind offen, maximales Erregungsniveau, Adrenalin fließt durch meinen Körper, unkontrolliert.

– Haffenloher, ich lege jetzt auf. Regle das.

Das war's, was Haffenloher von mir hört für die nächsten Monate. Dabei in mir: immer mehr Adrenalin. Schwindel. Ob die Wand eine Wand ist oder die Decke oder der Fußboden; und der Fußboden die Decke oder die Wand, ich weiß es nicht. Meine Pulsfrequenz ist deutlich über 180, würde ich sagen, zum ersten Mal wird die Unruhe zur Angst. Ich stehe allein in meinem Büro und habe Angst. Ganz allein. In meinem Büro. Habe Angst. Wovor, warum? Was jetzt? Was tun? Christiane! Meine Schwester hat immer geholfen, wenn es mir schlecht ging. Immer. Auf mein Schwesterchen war und ist Verlass.

Christiane ist vier Jahre älter als ich, hat all das damals, die Sache mit unserer Mutter, unserem Vater, nicht gut verpackt. Wie auch, sie war die Erstgeborene, wurde lange verwöhnt, hatte die ungeteilte Aufmerksamkeit, damals, Mitte der Sechziger. Die Welt ein aufregendes Ungetüm, die Familie gibt Halt, ist Anker, Heim. Gute Voraussetzungen eigentlich, aber nicht, wenn man später ohne irgendwen klarkommen muss. Aber ich war ihr immer wichtig. Ich erkläre ihr die Situation, sie hört zu. Ich habe das Gefühl, zusammenzubrechen, weiß nicht, wo oben und unten ist, wo die Tür ist, wo das Fenster. Christianes Befehl: Geh da weg! Erst mal. Bis morgen. Nur bis morgen. Ja. Ich verspreche zu gehorchen. Suche die Tür, melde mich bei Doris ab, für ein paar Minuten, gehe raus.

Rudolfplatz. Sitzen. Sonne. Ein paar Kinder kreischen. Weit weg. Poch … Poch … Poch … Poch … Poch … Blutdruck: kommt langsam runter. Puls auch. Poch. Poch. Poch. Was zum Teufel ist los? Und wieder: Wieso hat mich all das früher nicht belastet? Ich komme nicht dahinter. Der Rudolfplatz gliedert sich – wie die meisten Berliner Plätze – in verschiedene Bereiche, es gibt einen Spielplatz, einen winzigen Park, eine Grünfläche, ein paar Bänke. Rundherum

Straßen, durch Sträucher und Bäume abgegrenzt, damit Ruhe ist. Dieser Platz hat vieles erlebt, wurde erfunden durch den Hobrecht-Plan, damals, als Berlin um die Außenbezirke erweitert wurde, 1920; plötzlich war das hier Berlin, heute ist es mitten im Zentrum, und damals war es östliche Erweiterung, zuvor Stralauer Vorstadt, es gibt eine Kirche auf der westlichen Platzseite, aber nicht für mich, nicht mehr, ich bin Agnostiker. Oder was bin ich? Bin ich? Ich? Schaue mich um, schnappe Luft, gucke hoch, runter, rechts, links, taxiere Entfernungen, horche auf. Jetzt geht es ja schon wieder, zum Glück. Alles überstanden, würde ich sagen, also zurück ins Büro.

Puh, es geht wieder, noch mal davongekommen – das bisschen Unruhe, so ein Quatsch, alles wird gut. Ich trete kürzer und fange direkt mal damit an, jawoll. Ich gehe nach Hause. Yep. Ruhe mich aus. Zum Glück habe ich's jetzt kapiert. Obermüller ruft an. Dann Untermüller. Weiß es besser. Dann Karl. Dann der Finanzchef. Sollen anrufen, ich bin raus. Was wollte wohl Karl? Rufe zurück. Der Finanzchef wollte nichts, nur mal nachhören, bei der Gelegenheit: Was macht denn die Sache in Köln? Sollen wir sicherheitshalber Rückstellungen bilden? Ja, sollen wir. Ich bin raus. Bald. Bestimmt. Ich merke, wie meine Unruhe ansteigt und besorge mir homöopathisches Zeug aus der Apotheke. Macht mich nicht ruhiger, eher nervöser. Professor Winter ruft an. »Vielleicht müssen Sie mal raus« bleibt in meinem Gedächtnis hängen. Vielleicht bin ich nicht der Richtige. Bleibt auch hängen. Was für unnützes Zeug, denke ich, das aus der Apotheke. Zu Hause trinke ich einen Schnaps. Wer Sorgen hat, hat auch Likör. Ich schlafe ein, halbwegs beruhigt, der Schnaps hat sein Bestes gegeben. Ich auch. Ruhe. Vorerst.

Nach zwei Stunden werde ich wach. Bin wieder unruhig, der Schnaps wirkt wohl nicht mehr, setze mich auf, mein Herz pocht. Poch. Poch. Poch. Denke an Stuttgart. An die Erwartungen, die in mich gesetzt werden. Auch von mir selbst. Poch. Poch. Habe ja alles delegiert. Poch. Wird schon gehen. Poch. Morgen aber erst mal Termin mit diesem Schweizer Kunden, ich werde eine Rede halten, kein Problem. Poch. Poch. Poch. Jetzt schnell wieder schlafen, es hilft ja nichts. Poch. Poch. Poch. Poch. Denke links, denke rechts, denke oben, denke unten. Bin fix und fertig, schlafe.

Morgens geht es. Weiter. Die Schweizer Delegation ist da, in voller Mannschaftsstärke, Begrüßung, Frühstück, Tagesprogramm. Nachmittags soll ich meine Rede halten. Mache ich. Mittendrin: völlige Orientierungslosigkeit, Schwindel, Kopfdruck. Keiner merkt das außer mir. Schicke die Schweizer ins Hotel, gehe zur Kuhn.

– Frau, äh, Kuhn, ich will Ihnen mal was sagen.

– Sagen Sie.

– Es geht nicht mehr. Ich kann nicht mehr. Sie müssen mich fit machen für heute Abend, ich muss dabei sein, mit Swisslos. Machen Sie was.

– Herr Striemer, ich sagte ja schon, dass das nicht so ganz einfach geht, ich muss erst mal eine Diagnose haben. Ich fürchte, wir werden dann doch mal bildgebende Verfahren bemühen müssen.

Hab ich es gesagt? Sie meint MRT.

– Ich meine MRT, falls Ihnen das was sagt.

– Ja, sagt mir was, damit kann man erkennen, ob jemand einen Tumor im Kopf hat.

– Herr Striemer, das auch, ja. Wir müssen alles ausschließen.

Das wieder. Ich nehme die Überweisung und verabschiede mich. Ich bin jetzt sicher, dass ich einen Hirntumor habe. Und wenn schon, dann will ich das auch möglichst schnell bestätigt haben, vielleicht kann man noch was machen. Das deutsche Gesundheitssystem will es, dass die Diagnose eines Hirntumors erst nach Monaten zu stellen ist. Oder man ist Privatpatient.

– Radiologie am Rosa-Luxemburg-Platz, guten Tag, mein Name ist Kasuppke, was kann ich für Sie tun?

– Striemer, guten Tag. Ich brauche schnell einen Termin für ein MRT des Kopfes.

– Ach so, schnell, also, haha, ja, natürlich. Ich kann Ihnen den nächsten Termin in drei Monaten anbieten.

– Aha. Ach so, ich dachte … Na ja, meine Ärztin sagte, man bekomme als Privatpatient …

– Das haben Sie aber nicht gesagt! Ich schaue sofort noch mal. Wie wäre es mit übermorgen um 16.30 Uhr?

– Wie wäre es mit morgen?

– Morgen geht nur um elf.

– Gut, ich komme morgen um elf. Danke, wiederhören.

Ich finde das sehr ungerecht, aber ich unternehme nichts dagegen, im Gegenteil, ich profitiere. Protestieren kann ich dann später mal, jetzt geht es mir erst mal schlecht, und ich bin saufroh, dass mir geholfen wird – wenn mir denn geholfen wird. Die 20 Stunden bis zum MRT verbringt mein Körper wie immer jetzt mit dem Ausschütten von Adrenalin. Aufregung den ganzen Tag, und in dieser Nacht finde ich nicht mal Schlaf.

Das MRT am nächsten Morgen verläuft, wie man das so kennt, und am Ende gibt mir der Radiologe die Auskunft, dass sich in meinem Kopf ein Gehirn befinde, sonst nichts. Immerhin. Für einen kurzen Moment stellt sich so etwas wie Ruhe ein, ich komme runter, bin erleichtert, beruhigt. Lange dauert es nicht, dann geht der Terror wieder los, die kleinste Aufregung reicht, und ich drehe auf. Dann kommt der Schwindel, ich kann in diesen Phasen mittlerweile kaum noch jemandem zuhören oder räumlich sehen. Stuttgart, Köln, Haffenloher, die tausend anderen Probleme ähnlicher Kategorie ballern nur noch in meine Birne, finden dort keinen Gesprächspartner und verkleben mir den Geist. Die tausend Probleme des Tages bringen mich an den Rand der Verzweiflung. Und immer wieder die Frage: Warum hat dir das alles früher nichts ausgemacht? Warum nur passiert mir jetzt so was? Der Begriff Burnout kommt in meiner Denkwelt nicht vor (zu Recht, wie ich später lernen werde), vor allem, weil er so modisch ist. Wenn ich schon durchdrehe, will ich wenigstens eine extravagante Krankheit haben. Er kommt auch deshalb nicht vor, weil ich Burnout bekloppt finde. Wieso soll ich ausgebrannt sein? Es ist ja gar nicht so, dass ich bilderbuchmäßig 20 Stunden am Tag arbeite. Wenn jemand Burnout haben müsste, dann am ehesten die Bundeskanzlerin. Hat sie aber nicht. Und ich schon gar nicht.

Ich muss runterkommen, vielleicht ist das alles einfach ein bisschen viel gewesen in letzter Zeit. Die zahllosen Kontextwechsel, die vielen Menschen mit den vielen Einzelproblemen, das überflüssige Gequatsche, das ganze abstrakte Zeug. Ach, was denke ich denn da für einen Quatsch, ich bin nur urlaubsreif, jetzt geht es ja schon wieder, ich kann alles sehen und auch hören, und mein Puls – na ja, also der Puls könnte schon etwas niedriger sein. Dummerweise ist Urlaub gerade jetzt eine ganz schlechte Idee, es sind einfach zu viele Baustellen da, die ich erst zuschütten muss. Es hängt zu viel davon ab, ich darf jetzt nicht scheitern. Die Unruhe begleitet mich in diesen Wochen täglich rund um die Uhr, wird jeden Tag schlimmer, aus der Unruhe wird Angst, einfach Angst, ohne konkrete Bedrohung und ohne dass ich sagen könnte, wovor. Ich stecke längst drin, in einer abwärts gerichteten Spirale, die mich mit jeder Umdrehung näher an den Abgrund treibt, in immer schnelleren Schritten geht es abwärts, und ich beginne an dieser Stelle, das zu ahnen. In Wirklichkeit bin ich längst verloren, ich kann mir nur noch nicht erklären, wieso und weshalb und bin deshalb nicht bereit, zu akzeptieren, dass ich fertig bin. Es trennt mich nicht mehr viel davon, ein psychisches Wrack zu sein.

Quälende zwei weitere Wochen wird dieser Zustand anhalten, sich sogar massiv verstärken; manchmal werde ich zuversichtlich sein, manchmal werde ich in tiefe Depression rutschen. Und immer werde ich unruhig sein. Von Tag zu Tag kenne ich mich selbst immer weniger. Mein Körper wird mir fremd, nicht nur weil ich immer mehr abnehme, auch weil ich nicht mehr klarkomme mit dem, was mein Körper da mit mir veranstaltet. Mittlerweile habe ich sämtliche Kategorien von Ärzten aufgesucht, bin einmal komplett durchgecheckt, nicht mal einen neurologischen Befund gibt es, meine Nerven sind intakt, das klingt für mich so absurd, das passt nicht zu meiner Konstitution, ausgerechnet meine Nerven sollen in Ordnung sein!

Ich schleppe mich von Tag zu Tag. Mehr als vier Stunden in der Firma sind nicht drin, dann muss ich raus. Schluss ist dann nicht, es gibt immer noch diverse Telefonate zu bewältigen, Krisenherde zu besprechen, Rat zu geben, Inhalte zu verstehen. Ich bin früh zu Hause in letzter Zeit, heute sogar so früh, dass Milena noch da ist. Sie ist gerade dabei, irgendwas zu vergessen, da bin ich ihr wohl in die Quere gekommen. Milena putzt irgendwas, ich versuche gerade, mein Team telefonisch fernzusteuern, es gibt Probleme, irgendwelche. Ich lege auf, ziehe meinen Anzug aus, lege mich auf mein Bett. Milena fegt die Ecken aus, klack, klack, klack, klack. Ich liege da, poch, poch, poch, poch. Ich schicke Milena nach Hause, es geht nicht. Runter komme ich trotzdem nicht, und das Schlimmste ist: rauf auch nicht. Paul aus der Klinik wird später sagen, dass er in den heftigsten Phasen wie ein Käfer auf dem Rücken gelegen hat, unfähig, sich aufzurichten. So geht es mir. Aber hier so liegen kann ich auch nicht, dazu habe ich viel zu viel Angst.

Mittlerweile fällt es mir schwer, in den Supermarkt zu gehen und für meine Ernährung zu sorgen. Sofort überfällt mich der Schwindel, pünktlich, wenn ich über die Schwelle des 24-Stunden-Kaiser's an der Warschauer Straße gehe, muss ich mich am Einkaufswagen festhalten, um überhaupt halbwegs sicher meinen Weg bis zu den Kassen zu finden. Dann Warten, wie immer in der langsamsten Schlange. Und dann – ich fasse es nicht – bezahlt diese doofe Schlampe ihre Chipstüte mit Karte, ist das nötig? Jetzt trennen mich nur noch ein paar Tage von der völligen Unfähigkeit, den Supermarkt zu besuchen, in den letzten Tagen werde ich vor Angst nur noch selten das Haus verlassen. Es geht bergab, immer tiefer, immer schneller. Warum? Warum jetzt? Warum überhaupt? Es ging doch so viele Jahre ohne Probleme. Ich bin für die Arbeit jetzt nur noch notdürftig da, mehr oder weniger telefonisch. Manchmal gehe ich in die Firma, mache das Nötigste, unterschreibe dies und das, sehe zu, dass ich schnell wieder wegkomme. Abends bin ich trotzdem fix und fertig. 24 Stunden Adrenalin nehmen den Körper mit.

Ich telefoniere jetzt mindestens einmal täglich, abends, mit Christiane; danach manchmal mit Marc, meinem besten Berliner Freund, trinke dann zwei Gläser Wein, einen Schnaps, schlafe ein, zum Glück. Aber die Ruhe währt nicht mehr als zwei Stunden. Dann bohrt sich die Unruhe langsam ins schlafende Unbewusste, aus der Unruhe wird Angst, und pünktlich nach zwei Stunden Schlaf werde ich wach und habe eine Panikattacke. Es gibt keinen fassbaren Grund für die Panik, sie ist einfach da. Nicht zu erklären, genauso wenig zu ignorieren. Ich stehe auf, laufe in meiner Wohnung im Kreis, bis ich wieder völlig erschöpft bin, dann schlafe ich ein. Morgens bin ich wie gerädert, es hat keinen Sinn. Ich recherchiere im Internet. In meiner Verzweiflung und weil ich keine andere Idee habe, suche ich Hilfe im Internet, finde Tausende Einträge von Kliniken, lande, ich weiß nicht warum, bei der Klinik am See, beschließe, mir das mal anzuschauen, rufe an, ich bekomme direkt einen Termin, zwei Stunden später.

Fahre los. Bin ängstlich. Zittere ein bisschen. Bin sicher, dass es falsch ist, allein in das Auto zu steigen. Fahre. Komme auf die Autobahn. Jede Geschwindigkeit ist zu schnell. Ich will die Kontrolle nicht verlieren, die Kontrolle über mein Auto. Fahre langsam. Ich habe alles im Griff, auch das Auto. Bin dann doch wieder froh, allein zu sein. So habe ich die Kontrolle. Fahre durch Felder, Dörfer, Wälder. Komme an. Düster ist es hier. Man sieht kaum Himmel zwischen den Kiefern, es kommt kein Licht an, hier unten. Es ist unglaublich still, unheimlich. Der Doktor holt mich im Warteraum ab, begrüßt mich freundlich, begleitet mich in sein Sprechzimmer, stellt sich vor. Krokowski, ohne Doktor. Ich soll beschreiben, was mich hierherbringt. Versuche, möglichst strukturiert zu berichten. Die Angst behindert mich dabei, aber Krokowski scheint genau zu wissen, wie es mir geht. Irgendwie finde ich ihn zu gut gelaunt. Da sitzt ein Haufen Elend vor ihm, und er bläst nicht im geringsten Trübsal, macht sogar Witze; langsam frage ich mich, wer hier in die Klapse gehört. Ich berichte weiter. Krokowski versteht weiter.

– Herr Striemer, ich kann Ihnen nur raten: Kommen Sie zu uns.

Was soll er auch sagen? Er ist der leitende Oberarzt dieser Klinik, da schickt man Leute doch nicht weg. Schließlich ist das hier eine Privatklinik, also gewissermaßen ein Wirtschaftsunternehmen, da schickt man keine Kunden nach Hause. Das weiß auch ein Irrenarzt.

– Sie meinen nicht, dass ich das auch zu Hause, durch Ruhe und Abschalten wieder in den Griff kriege?

– Eindeutige Antwort: Nein, glaube ich nicht. Sie werden zu Hause nicht abschalten, über diesen Punkt sind Sie hinweg. Sie brauchen eine Therapie, anders werden Sie die Krankheit nicht los. Erstens. Und zweitens: Was, glauben Sie, werden Sie da zu Hause machen, den ganzen lieben langen Tag?

Da hat er recht. Mir wird die Decke auf den Kopf fallen. Ich werde den ganzen Tag im Kreis laufen und immer nervöser werden. Es ist jetzt das erste Mal, dass das Wort Krankheit fällt. Ich bin krank. Psychisch krank. Bin am Ende der Welt, in einem düsteren Verlies namens Klinik am See, und mir gegenüber sitzt ein gut gelaunter Irrenarzt, der mich in die Klinik einweisen will.

– Es ist Ihre freie Entscheidung, Herr Striemer. Ich kann Ihnen nur sagen: Hier werden wir Sie wieder hinkriegen. Auch wenn das ein bisschen dauern wird.

– Wie lange?

– Sechs Wochen im Schnitt. So lange werden Sie brauchen.

– Sechs Wochen! Geht das nicht auch in vier?

– Herr Striemer, das kann man nicht verhandeln. Nach ein, zwei Wochen werden Sie sich deutlich besser fühlen. Aber dann brauchen wir noch Zeit, um Sie zu stabilisieren. Ich will Sie hier ja nicht ein halbes Jahr später wieder begrüßen.

Will er nicht? Glaube ich das? Ich weiß es nicht, ich

weiß gar nichts. Verabschiede mich von Krokowski, setze mich ins Auto, fahre zurück. Auf der Autobahn steigt die Angst. Mein Herz pocht, ich habe – einfach nur Angst. Fahre rechts ran. In diese Klapse gehe ich nicht, und schon gar nicht sechs Wochen. Aber was dann? Mir wird jetzt die Ausweglosigkeit meiner Situation klar. Klar und deutlich wie sonst nichts in den letzten Wochen sehe ich den Abgrund, vor dem ich stehe. Ich suche im Handschuhfach nach Zigaretten, vergeblich. Als ich vor ein paar Monaten das Rauchen aufgab, habe ich sämtliche Vorräte in der Wohnung, im Büro, auch im Auto, entsorgt, auch alle Aschenbecher und Feuerzeuge. Ich lehne jetzt an meinem Auto und starre in den Wald. Hinter mir rauschen die polnischen Lkw Richtung Warschau, einer nach dem anderen, über mir nur der blaue Himmel und vor mir der dichte märkische Kiefernwald. Unter mir Sand. In mir: Angst. Verzweiflung. Ich atme tief, schließe die Augen, es riecht nach Harz und Benzin. Ich kann mich so weit beruhigen, dass ich es für verantwortbar halte, weiterzufahren, nach Hause.

Abends Telefonseelsorge bei Christiane. Zwei Gläser Wein, ein Schnaps. Ich soll eine Nacht drüber schlafen; jetzt eine Entscheidung zu treffen, sei sinnlos. Sie hat wohl recht. Ich soll jederzeit anrufen, wenn es mir schlecht geht, auch nachts. Mein Schwesterlein. Das wird es wohl nicht brauchen, nachts anzurufen. Beratschlage mich mit Gisela und Eva, meinen Nachbarinnen. Trinke dabei ein Glas Wein, noch eins. Nach jedem zweiten Wort muss ich gähnen, ich bin unglaublich müde, fix und fertig. Gehe Schlafen. Schlafe bald ein. Poch. Poch. Poch. Poch. Pünktlich zwei Stunden später werde ich wach. Panikattacke. Mein Puls rast wie noch nie zuvor in meinem Leben. Ich setze mich auf, merke, dass ich am ganzen Körper zittere, pure Panik erfüllt mich, Pochpochpochpochpochpoch. Zitternd greife ich zum Telefon, ich kann es tatsächlich kaum halten, drücke Wahlwiederholung, es klingelt, nur zweimal, und meine Schwester meldet sich. Ich kann nicht sprechen. Meine Stimme zittert wie mein ganzer Körper, mir ist kalt, ich habe Angst. Angst, durchzudrehen, zu kollabieren. Sprechversuche. Frage Schwester, ob Notarzt sinnvoll. Egal, ruf ihn. Rufe Notarzt, dann wieder Schwester. Notarzt unterwegs. Panik. Brauche Menschen. Klingele Gisela wach. Kommt mit mir runter. Hält meine Hand. Notarzt kommt. Gisela berichtet. Zittere, hasple vor mich hin. Angst. Arzt: gibt Valium. Gisela: nickt. Ich: schlucke. Pochpochpoch. Pochpoch. Poch. Poch. Poch. Poch … Poch … Poch. Poch. Werde etwas ruhiger, Gisela beruhigt meine Schwester, legt auf. Werde furchtbar müde.

Gebe auf.

Morgen bringt Gisela mich in die Klinik.

Stille.

Ein paar Blätter, die sich in der warmen Luft bewegen, erzeugen ein leichtes, angenehmes Rauschen; ab und zu fliegt ein Reiher von rechts nach links, und dann von links nach rechts, auf der Suche nach einer auffälligen Stelle im Wasser. Ein leichtes Kräuseln der Oberfläche zeigt ihm an, wo der Fisch ist, sein Abendbrot. Dann stürzt er geradewegs herunter; mal ist er erfolgreich, mal nicht. Ihn kümmert's nicht, dann segelt er eben weiter über dem Wasser, die Flügel weit gespannt, aber in ihm drinnen ist alles ruhig; es wird schon. Er segelt einfach weiter, bis es wird. Noch eine Runde, vielleicht zwei. Die Luft wird ihn weiter tragen, sie ist noch ziemlich warm. Dabei ist schon Herbst.

Vielleicht wird er hierbleiben, diesen Winter; Fischreiher ziehen nur in sehr harten Wintern in den Süden, manche nach Israel, manche nach Spanien, wenige bis nach Afrika. Nach einem harten Winter sieht es nicht aus. Ob er das spürt? Der Reiher landet im Schilf, unauffällig, findet einen standsicheren Platz, verharrt regungslos, nicht die kleinste Bewegung ist auszumachen. Er starrt ins Wasser, das kann er stundenlang so weiter tun. Wenn man nicht genau hinsieht, wird man ihn nicht mal erkennen, er steht einfach da, den Schnabel nach unten gerichtet, starrt ins Wasser. Irgendwann wird er vorbeischwimmen, der Fisch, nichts ahnend, schon gar nicht ahnend, dass über ihm, außerhalb des für ihn sichtbaren und überhaupt erahnbaren Universums, der Reiher wacht, auf ihn wartet.

Und doch wartet er, der Reiher, und wacht. Und dabei macht er eine gute Figur. Seine Proportionen, die Grazie, sein Federkleid, sein orangefarbener Schnabel, man müsste den Reiher erfinden, gäbe es ihn nicht; rein aus ästhetischen Gründen müsste man ihn erfinden. Seine Füße stehen im Wasser, der Rest des Körpers ist aufgerichtet, im Schilf verborgen; nur wer oberhalb der Wasseroberfläche ist, entdeckt ihn wegen seiner grauen Federn, die sich vor dem grünen Schilf abzeichnen. Das macht aber nichts, denn wen der Reiher fressen will, ist nicht oberhalb, der ist im Wasser – und bewegt sich, das ist sein Verhängnis, denn darauf wartet der Reiher, darum steht er hier, damit er sieht, wo sich ein Fisch bewegt. Und dann geht es ganz schnell, der Reiher sticht ins Wasser, schnappt sich den Fisch, reißt den Kopf nach oben, der Fisch sinkt der Schwerkraft geschuldet nun in des Reihers Schlund, so spielen die Naturgesetze zusammen, zum Leidwesen des Fisches; doch der Reiher beschwert sich nicht, ihm ist's recht, dass die Welt so ist, wie sie ist, schon erst recht mit einem Fisch im Bauch, das Schilf bewegt sich träge im Wind, der Reiher steht unbewegt und verdaut; der See plätschert nur ganz sanft, noch vom Fisch, dessen Leben nur noch dieses leichte Plätschern hinterlässt, bald wird der See wieder ruhig in der Abendsonne liegen, es wird still werden, und der Reiher wird schlafen gehen, glücklich und satt, und alles wird ruhig sein und leise, und die Nacht wird die ganze Szenerie in Dunkelheit tauchen.

Vorher sollte ich zurück sein. Bei Dunkelheit sieht man hier die Hand vor Augen nicht, denn der Wald ist so dicht, dass man nach wenigen Sekunden Bekanntschaft mit einem Baumstamm macht, sofern man es tatsächlich riskiert, dann noch draußen zu sein. Aber einstweilen ist es noch hell, eine Stunde wird es noch dauern, bis die Sonne untergeht. Ich gehe am Ufer entlang, soweit das geht. Es geht nicht überall, hier und da trennt das Moor den See von mir, und darin würde ich nur ungern landen, schon gar nicht eine Stunde vor Sonnenuntergang. Also gehe ich weiter, langsam zwar, aber ohne weiteres Verharren und ohne Abstecher ins Moor. Der Weg schlängelt sich in engen Kurven und langen Geraden, in der großen Draufsicht aber immer weiter entlang des Sees, nur einmal weicht er ab, dann aber sehr weit, führt weg vom Ufer, immer tiefer in den Wald; hier ist es schon fast dunkel, weit, weit oben sehe ich die Baumwipfel. Intuitiv biege ich bei der nächsten Gelegenheit ab und orientiere mich wieder Richtung See. Ich kann nur sehr grob raten, an welchem Ufer ich mich derzeit befinde, und das erfüllt mich mit Unruhe.

Aber was bedeutet das schon? In den letzten Tagen hat mich auch die Kreditkarte einer unschuldigen Supermarkt-Kundin mit Unruhe erfüllt, sogar mit Angst und Hass. Und dabei wollte sie nur diese Chipstüte haben. Überhaupt hat alles mich unruhig gemacht und ängstlich. Und auch jetzt könnte ich es nicht erklären, wie sich das anfühlt, einfach nur Angst zu haben, ohne konkretes Objekt der Angst, einfach nur – Angst. Ich trete an den See, schaue in den Himmel. Es mischen sich: Himmelblau, tiefes Ozeanblau, Gelb, Orange, ein Streifen Blaugrün (oder sagt man Türkis?), ein Hauch Watteweiß. Ein kleines bisschen Wärme strahlt sogar noch durch die Farben, kitzelt meine Nase, ich muss niesen, schaue wieder nach oben. Was ist denn da in meinem Kopf? Ich scheine durchgedreht zu sein, anders ist nicht zu erklären, was mich da ereilt hat in den letzten Wochen.

Der Weg führt mich weiter durch den Wald, es wird

wieder etwas dunkler, teils weil ich wieder in den Wald trete, teils weil es einfach dunkler wird, es ist eben ein Nachmittag im November, da hilft auch der noch warme Herbst nichts, die Umlaufbahnen der Planeten lassen sich dadurch nicht beeindrucken. Und hier, so weit im Osten, fast am Rand der mitteleuropäischen Zeitzone, dämmert es früh, und das sieht schön aus. Das bisschen Licht schlägt sich jetzt fast waagerecht durch den Wald, es ist nur wenig, aber es ist kräftig. Mein Schatten liegt lang und gemütlich auf dem Waldboden, wälzt sich in den warmen Kiefernnadeln und freut sich seines (Schatten-)Daseins. Ich muss ihn da so lassen, denn sonst schaffe ich es nicht mehr nach Hause, vor dem Sonnenuntergang.

Nach Hause? Ich erschrecke vor meiner eigenen Anpassungsfähigkeit. Hier ist nicht mein Zuhause, hier ist ein Wald, und mein vermeintliches Zuhause ist eine Psychoklinik. Wie schnell man sich an neue Bedingungen gewöhnt. Lange nachdenken kann ich darüber nicht, ich muss zusehen, wie ich zurückkomme; zum Glück ist noch etwas Licht da, an dem ich mich orientiere. Noch etwa 500 Meter durch den Wald, dann erreiche ich einen Pfad, der sich – am Fischhaus vorbei – zur Klinik schlängelt. Ich kann also immer noch am Fischhaus um Rat fragen, die werden mich nicht einfach in die Dunkelheit schicken, hat jedenfalls Wolfgang gesagt. Und der kennt sich hier aus, war schon mehrfach im Fischhaus essen, ist voll des Lobes, er muss es wissen.

– Na, was hast du gemacht, wo warst du?,

fragt Wolfgang, nachdem ich meine Jacke am vollkommen überforderten Garderobenständer hinterlassen habe – alle haben den sonnigen Tag anscheinend draußen verbracht.

– Ich bin um den See gegangen, wie du empfohlen hast,

tolle Strecke. Zum Schluss habe ich gerade noch so das Fischhaus gefunden, bevor es dunkel wurde.

– Wart nur ab! Bis du die große Tour! Gegangen bist, um den Springsee, und vielleicht noch! Um den Melangsee! Herrlich!,

krächzt Brigitte und ist hin und weg von ihren Wanderungen. Darin ist sie mit Wolfgang einig, obwohl die beiden nie zusammen unterwegs waren. Man respektiert hier bei aller Verbundenheit die Privatsphäre des anderen. Das bedeutet nicht, dass man nichts zusammen unternimmt. Aber wahrscheinlicher ist, dass man eben nichts zusammen unternimmt; jeder hier hat einen Grund, warum er da ist – und hat anderes zu tun, als soziale Kontakte zu pflegen. Martin kennt den Rundweg um den See vom Joggen.

– Tolle Strecke, fast durchgängig Waldboden, gut für die Gelenke. Wie wär's, wir könnten mal zusammen …?

– Ja, gerne, warum nicht.

Wer weiß, vielleicht laufen wir tatsächlich mal zusammen, Martin und ich. Sehr weit oben steht das nicht auf meiner Agenda, aber nett wäre es bestimmt. Einstweilen lebe ich mich ein. Meine erste Einzeltherapiestunde war ein voller Erfolg. Ich habe die Wiechert. Sie ist Mitte dreißig (wobei man das nicht sicher sagen kann, denn ich bin ein lausiger Altersschätzer, egal ob bei Männern oder Frauen), trägt ihr Haar in einem Dutt auf dem Hinterkopf (wo gibt es so was noch?) und lebt in Friedrichshain. Bingo. Frau Wiechert ist klein und eher zierlich, aber selbstbewusst und geradeaus, das mag ich. Ihre erste Frage:

– Na, Herr Striemer, wie war die Gestaltungstherapie?

Mona-Lisa-Lächeln. Hintergründig, verwirrend. Was weiß sie?

– Na ja, also, ich muss sagen …

– Das ist nicht Ihr's, oder?

– Woher wissen Sie das?

– Ich habe Ihr Aufnahmeprotokoll gelesen, würde mich wundern, wenn Sie mit der Vorgeschichte und Ihrem Beruf und dieser Diagnose eine besondere Neigung zu Specksteinen und Ton entwickeln würden.

Verblüffend. Oder selbstverständlich? Der Manager Mitte vierzig, männlich, mit Burnout und Panikstörung. Wird er wohl das Gesülze in der Gestaltungstherapie lieben? Vielleicht eher nicht.

– Was ist meine Diagnose?

– Hat man Ihnen das nicht gesagt?

– Nein. Ich dachte Burnout.

– Vereinfacht gesagt: generalisierte Angststörung und mittelschwere depressive Episode.

– Aha. Und das ist schon vereinfacht?

– Das ist ein weites Feld, Herr Striemer. Aber machen Sie sich keine Sorgen. Oder zumindest jetzt nicht mehr, denn das werden wir alles erarbeiten.

Einverstanden, dann erarbeiten wir das also, soll mir recht sein. Frau Wiechert erklärt mir, wie wir das machen. Am Ende soll ich wissen, was mit mir passiert ist und wieso. Vor allem das »wieso« steht im Zentrum. Wir beide, Frau Wiechert und ich, werden meine Vergangenheit durchleuchten, auf der Suche nach dem Muster in meinem »emotionalen Relief«. Man stelle sich dazu einen üblichen dreidimensionalen Raum vor. Dimension 1: die Zeit. Dimension 2: diverse Emotionen, also zum Beispiel Einsamkeit, Schmerz, Wut, Trauer, Verlust etc. Dimension 3: Intensität jener Emotion. Würde man mit einem Hubschrauber entlang der ersten Dimension (Zeit) fliegen, würde man also von der Geburt bis zur Gegenwart durch die einzelnen Gefühlswelten schweben. Je höher das Gebirge wird, desto intensiver hat man die jeweilige Emotion erlebt, wenn auch nicht immer bewusst. Fliegen wir also auf meiner »Verlust-Achse« entlang der Zeit ab 1968 (Geburt) Richtung Gegenwart, würden wir im Jahr 1979 vor einen Berg prallen und zerschellen. Aber das weiß ich zu diesem Zeitpunkt alles noch nicht. Das Modell des emotionalen Reliefs habe ich gleichwohl verstanden.

Ich weiß also direkt mal, wo es langgeht mit Frau Wiechert hier im Wald. Wir werden mein emotionales Relief erkunden, und ich hoffe, dass das ohne Speckstein geht. Im Grunde ist es ja sehr einfach: Die hohen Gebirge sind besonders verdächtig, die müssen angeschaut und verarbeitet werden, das wäre schon mal der erste Schritt. Nun liegt aber dieses Relief eben nicht wie eine dreidimensionale Landkarte auf dem Boden, und das ist der Grund, wieso es Psychotherapie gibt, weil die Höhen und Tiefen erst mal gefunden werden müssen.

– Wie machen wir das?

– Wir werden zunächst mit der biografischen Anamnese beginnen, dazu werden wir Ihren Lebenslauf aufarbeiten; vor allem die frühen Jahre, Kindheit und Jugend, sind dabei von Interesse. Und wir werden Ihre heutige Lebenssituation beleuchten, privat, beruflich. Dabei werden wir Zug um Zug Erkenntnisse gewinnen und Zusammenhänge begreifen. Allerdings sollten Sie sich klarmachen, dass das alles nicht mechanisch passiert, sondern immer ein Puzzle bleiben wird. Sie werden aber nach und nach das große Bild erkennen, auch wenn hier und da noch Teile fehlen. Wir gehen einen Rundweg um ihre Person, und mit jeder Runde werden wir Sie ein bisschen klarer sehen.

Das kommt mir alles noch sehr esoterisch vor. Was hat all das zu tun mit meinem Zustand, mit meiner Angst, mit den depressiven Anfällen, die mich zum Schluss immer heftiger erfasst haben, sobald die Angst mal einen Moment

Platz gemacht hat? Frau Wiechert vermittelt mir ein gutes Gefühl dafür, dass ich das noch verstehen werde, ich sollte nicht den Fehler machen, gleich in der ersten Stunde zu viel zu erwarten. Vermutlich hat sie recht. Die 50 Minuten sind schnell um (Therapiestunden sind 50-Minuten-Blöcke, eine Doppelstunde hat demnach 100 Minuten; die Therapeuten müssen zwischendrin durchatmen und sich mental auf den nächsten Patienten vorbereiten – oder einfach mal aufs Klo), und ich bedanke mich.

– Was haben Sie heute noch auf dem Plan?

– Hier steht »Gruppe F«, Raum 312, Herr Büttner.

– Wissen Sie was? Das lassen wir aus. Kommen Sie erst mal an. Es reicht, wenn Sie morgen zum ersten Mal zum Gruppengespräch gehen. Machen Sie einen Spaziergang oder so. Lernen Sie die Umgebung kennen, machen Sie sich mit allem vertraut.

Und so kam es, dass ich (verbotenerweise, denn ich bin ja noch auf der Aufnahmestation) um den See ging und den Reiher traf. Jetzt freue ich mich auf das Abendessen.

– Du warst nicht in der Gruppe, was war los?

Martin dachte wohl schon, ich habe nach der ernüchternden ersten Therapiestunde in der Malbude das Weite gesucht.

– Frau Wiechert war der Meinung, ich soll erst mal ankommen.

– Richtig! Gequasselt wird hier noch genug! Lass das alles langsam angehen, man hat hier Zeit, viel Zeit!,

belehrt Brigitte und nimmt noch nach. Ich nehme auch nach, und je mehr ich esse, desto müder werde ich. Für meinen ersten Tag in der Klapse habe ich genug erlebt. Später, in meinem kleinen Aufnahmezimmer, werde ich den Fernseher anschalten und schon bei der Tagesschau einschlafen. Es reicht.

Am nächsten Morgen werde ich gewogen. So wird es jetzt immer sein, freitags: Messen, Wiegen, Zählen. Um sieben Uhr, noch vor dem Frühstück. Blutdruck und Puls werden ermittelt und penibel in die Patientenakte eingetragen. Außerdem ist für mich heute Morgen der Aufnahmecheck angesagt, und der wird mich den Vormittag über beschäftigen. Es beginnt mit dem praktischen Arzt. Alle möglichen Vorerkrankungen werden besprochen (das geht bei mir ja schnell), denn der Arzt will sich ein Bild machen vom Zustand des Patienten. »Guter Allgemeinzustand« wird in meiner Akte stehen, und: »Der Patient ist bei wachem Verstand und bewusstseinsklar; im Kontakt freundlich zugewandt, offen, gesprächsbereit, voll orientiert. Leichte Konzentrationsstörungen, mnestische Funktionen intakt.«

Das muss ich nachschlagen, gemeint sind Gedächtnis und Erinnerung. Dem praktischen Arzt geht es aber vor allem darum, ernsthafte organische Erkrankungen auszuschließen. Wieder mal. Dass ich das alles schon hinter mir habe, taugt für ihn nicht als Argument. Schließlich hat er die Verantwortung, und tatsächlich wurden seit Bestehen der Klinik schon drei Gehirntumore entdeckt und diverse sonstige, meist weniger dramatische Befunde gestellt. Im Laufe des Vormittags werde ich per Ultraschall durchleuchtet, es wird ein EEG erstellt, ebenso ein EKG, meine Reflexe werden geprüft und die Lunge abgehorcht. Alles in Ordnung. Das wusste ich ja schon, und deshalb konnte ich diesem Diagnose-Zirkus mit einiger Ruhe begegnen.

Nach dem Mittagessen wird sich entspannt, und zwar täglich. Dazu legt man sich nicht etwa ins Bett und schlummert gemütlich ein Stündchen, sondern sitzt im Kreis. Krokowski war der Meinung, dass für mich der »Body Scan« die beste Option sei, alternativ findet parallel auch jeden

Mittag »progressive Muskelrelaxation« statt, das kannte ich aber schon, und Krokowski war der Meinung, etwas Neues würde nicht schaden. Also sitze ich im Kreis mit teils bekannten (Brigitte, Martin, Wolfgang, auch Heike), teils noch vollkommen unbekannten Mitpatienten sowie einem Therapeuten, der wöchentlich wechseln wird. Das ganze Verfahren ist nicht sehr spannend, aber es funktioniert. Wir sitzen aufrecht auf dem Stuhl, die Hände liegen auf den Oberschenkeln. Dann schließen wir die Augen, und der Therapeut liest einen Text vor, der uns im Wesentlichen auffordert, unsere Atmung zu beobachten, um dann Schritt für Schritt die Konzentration auf einzelne Körperteile zu legen. So führt uns der Therapeut durch unseren Körper. Die letzten paar Minuten geht es dann noch mal um die Atmung, und das war es auch schon, der ganze Spaß dauert keine halbe Stunde. Das Geheimnis liegt darin, wirklich jeden Tag zu üben. Heißt es. Später werde man während der Übung das Gefühl haben, dass der Körper zerfließe, heißt es. Das sei dann die totale Entspannung, heißt es. Ich bin skeptisch, grundsätzlich finde ich diese Übung aber gut, Entspannung kann ich gebrauchen, und ich finde in dieser Runde tatsächlich Ruhe.

Jetzt aber schnell zu Frau Wiechert, denn von der Gesprächseinzeltherapie will ich nichts verpassen, die scheint mir am vielversprechendsten, handfestesten. Ich bin etwas zu früh, warte artig vor der Tür, bis Frau Wiechert mich reinbittet. Ich bin gut vorbereitet und beginne strukturiert und sorgfältig mein Leben auszubreiten. Hier und da hat Frau Wiechert eine Zwischenfrage, wir erarbeiten Stück für Stück meine Vergangenheit. Die biografische Anamnese wird uns noch eine geschlagene Woche beschäftigen, und unsere Termine bestehen zur Hälfte daraus, und in der anderen Hälfte widmen wir uns meiner akuten Gemütslage.

Frau Wiechert weiß sehr genau, dass ich mit meinem Schicksal hadere und mich nur langsam in meine derzeitige Situation einfinde. Ich habe nun immer ein kleines schwarzes Notizbüchlein dabei, das ich jungfräulich in meinem Rucksack fand, von irgendeiner Konferenz mitgenommen. Und einen Stift. So bin ich gewappnet, die Puzzlestücke zu sammeln, die mir tagtäglich einfallen und die dann hier bei Frau Wiechert sortiert werden.

Die Gruppentherapie fällt heute aus. Herr Büttner, der Therapeut, ist krank, und es konnte so schnell kein Ersatz gefunden werden. Was soll's, dann werde ich diesen Teil des Therapiekonzepts eben erst nächste Woche kennenlernen. So wie all die anderen Dinge, die ich bisher nur aus Erzählungen meiner Tischnachbarn kenne. Mein Wochenende beginnt also recht früh, was sich als glückliche Fügung erweist, denn so bleibt mir genug Zeit, umzuziehen. Krokowski überbringt mir die gute Nachricht bei der abendlichen Visite, die hier auf der Aufnahmestation täglich stattfindet. Er hält mich für stabil genug, um in den normalen Patientenstatus zu wechseln, was auch bedeutet, dass ich am Wochenende ganz legal das Klinikgelände verlassen darf. Abends muss ich zurück sein, aber tagsüber darf ich tun und lassen, was ich will. Und was man hier in der Einöde überhaupt tun und lassen kann.

Schwester Sigrid scheint mich irgendwie zu mögen, ich bekomme ein Zimmer im dritten Stock des Hauses 3. Das ist so ziemlich der Hauptgewinn, denn von da oben hat man einen herrlichen Blick auf den See, und es ist ruhig, weil es auf der dritten Etage keine Therapiezimmer gibt. Ich packe also meine paar Sachen zusammen und ziehe um. Zimmer 354 wird mein Domizil für die nächsten Wochen. Nach der Enge des Aufnahmezimmers kommt es mir hier fast weitläufig vor; viele sagen, dass die Aufnahmezimmer genau deshalb so knapp bemessen seien: damit man die »richtigen« Zimmer als fast großzügig empfindet. Die Grundrisse sind fast identisch, aber das neue Zimmer ist viel breiter; zwischen Bett und Schreibtisch ist reichlich Platz, und es ist sogar genug Raum für einen kleinen Lesesessel. Den drehe ich mir erst mal Richtung See und schaue raus.

Einfach nur raus.

Die Sonne ist längst untergegangen, der Mond lenkt ihr Licht runter auf den See, sodass ich es zwischen den vielen Baumstämmen geheimnisvoll glitzern sehe. Alles drum herum ist in ein tiefes Dunkelblau getaucht, von Zeit zu Zeit wird das Glitzern unterbrochen. Vielleicht zieht der Reiher noch ein paar Runden, bevor er sich im Schilf niederlässt und schlafend die Nacht verbringt.

Es ist still.

So lässt es sich aushalten. Ein Gläschen kühler Chardonnay könnte die Situation sogar noch ein bisschen angenehmer gestalten, aber ich habe mich dem strikten Alkoholverbot hier in der Klinik unterworfen. Wird auch ohne gehen.

Ich bin angekommen.

Eis, überall Eis. 200 Meter dick und mehr. Hätte damals schon der Berliner Fernsehturm gestanden, man hätte ebenerdig ins Turmrestaurant gehen können, in die berühmte Kugel, die heute hoch über den Dächern der Stadt thront; 200 Meter geht es von dort senkrecht nach unten. Wie trostlos das wäre: Man sitzt im Turmrestaurant, rührt in seiner Spargelcremesuppe und blickt auf einen ebenerdigen Eispanzer, auf dem man mit dem Schlitten bis nach Schweden gleiten könnte. Und wenn man angekommen wäre: nichts als Eis. Erst vor 12 000 Jahren schmolz es, davor: 100 000 Jahre Kälte; dickes, alles überlagerndes Eis, vom Nordpol bis zur Elbe, ein paar Hundert Meter stark. 100 000 Jahre lang – man muss sich das vorstellen – war dieses Land zugefroren; anders jenseits der Elbe: Alles war grün, blühte. Aber hier: Eis, kaltes, dickes, hartes Eis. Dann kam langsam das Ende der Eiszeit, die Sonne machte ihren Einfluss geltend, es schmolzen die Gletscher, das Wasser floss ab; so bildeten sich Abflussrinnen, so entstand das Warschau-Berliner Urstromtal. Das Schmelzwasser musste weg, teils Richtung Elbe und dann weiter in die Nordsee, teils Richtung Ostsee, die es damals noch nicht gab, sondern die sich erst bildete aus den Resten des Eises und die bis heute das größte Brackwassermeer der Welt ist: halb Ozean, aus der Nordsee gespeist (salzig), halb märkisches Schmelzwasser (süß) – in Summe also brackig.

Als die Eiszeit ging, ließ sie Tonnen von Sand liegen, den das Eis über 100 000 Jahre aus dem Norden herbeigeschafft hatte, aus Schweden zum Beispiel, vor dem Gletscher herschiebend. Die im tiefen Eis konservierten Kiefern haben sich vermutlich gefreut, denn sie mochten den Sand, und sie mögen ihn bis heute, sind noch immer die bevorzugte Vegetation dieser sandigen Landschaft. Schon bald nach dem Jahrzehnte währenden Tauwetter hat der Sand den Kiefern neue Nahrung gegeben, mitgebracht aus schwedischen und nordrussischen Wäldern, mit ihren Blau- und Himbeeren, dem Moos, den Birken. All das landete hier und hat sich etabliert, hat die Vegetation geprägt in diesem Landstrich. Das Wasser indes, es floss dahin; über das Urstromtal wurde das riesige Land entwässert, langsam, viele, viele Jahre lang. In den Millionen Jahre alten Senken aber blieb es stehen, und so ergaben sich Tausende Seen; teils natürlich verbunden, der Geografie geschuldet, teils vom Menschen durch zahllose Kanäle und Schleusen miteinander vereinigt: Wasser ist hier landschafts- und lebensbestimmend.

Der Scharmützelsee ist eines dieser riesigen Gewässer (Fontane fand für ihn die Bezeichnung »Märkisches Meer«); es liegen mehrere Ortschaften an seinen Ufern, zum Beispiel Wendisch Rietz, aber vor allem Bad Saarow. Anfang des letzten Jahrhunderts ging es los, reiche Berliner suchten hier Entspannung auf der Flucht vor der immer gefräßigeren Millionenstadt, die mittlerweile einen Durchmesser von fast 50 Kilometern hatte und die größte Mietskasernenansammlung der Welt beherbergte. Das blieb nicht ohne Folgen: Enge, Schmutz, Gestank, Lärm. Wer es sich leisten konnte, verbrachte seine Freizeit hier draußen, am Scharmützelsee, im mondänen Moor- und Thermalbad Saarow. Villenkolonien etablierten sich, am See, dann in zweiter, dritter Reihe. In den goldenen Zwanzigern war der Boom auf dem Höhepunkt, immer mehr Prominente und Wohlsituierte zog es hierher, auch Maxim Gorki war dabei und Max Schmeling, der hier seine Anny heiratete, später, im Schreckensjahr 1933, als im nahen Berlin ein ehemaliger mittelloser Postkärtchenzeichner die Macht sich riss.

Bad Saarow war schick. Und hatte Geld, denn das trugen die großstadtmüden Berliner zuhauf an den Scharmützelsee; ein neues Gebäude für das Moorbad entstand sowie ein repräsentativer Bahnhof und weitere öffentliche Bauten in vornehmster Bäder-Architektur. Und eine Promenade am See. Und eine weitere, die Kurpromenade, zwischen dem See und dem Bahnhof. Parks, Grand Hotels, Villen. Man kann ihn noch ahnen, den Charme der Zwanziger. Ich male mir aus, wie es gewesen sein muss, nach einer durchtanzten und durchsoffenen und durchkoksten Nacht in den Varietés am Potsdamer Platz, mit seiner Liebsten oder Neuesten oder irgendeiner anderen den Dampfzug zu besteigen und hier herauszufahren in die Sommerfrische; nüchtern zu werden von all dem Weiß, in seiner Villa am See, im Ohr das leise Plätschern des Märkischen Meeres.

Dieses Plätschern höre ich jetzt auch; ich habe es mir zum Auftakt meines ersten Wochenendes in der Klinik auf der Terrasse eines der wenigen noch geöffneten Bad Saarower Cafés bequem gemacht; man hat Decken auf die Stühle gelegt, mit denen könnte man es sich etwas behaglich machen, sofern es die Witterung erforderte. Tut sie aber nicht, der Herbst schickt sich im Gegenteil an, der bessere Sommer zu werden. Man kann es jetzt, gegen Mittag, gut aushalten hier draußen, es weht kaum ein Lüftchen, und es ist angenehm warm. Von weiter weg, aus der Therme, die sie hier vor ein paar Jahren architektonisch ambitioniert und gelungen an den See gebaut haben, hört man Kindergeschrei. Ich bestelle einen Salade Niçoise (wie hat der es hierhergeschafft?), kritzle ein paar Gedanken in mein schwarzes Notizbüchlein und sortiere meine Beute. Die Buchhandlung von Bad Saarow ist erstaunlich gut ausgestattet. Ich frage mich, wie das funktioniert, denn es müssen sich ja erst mal all die Leute finden, die genau diese Bücher lesen wollen, aber mir wird sofort klar, dass das Quatsch ist. Man braucht pro Buch nur einen (wie mich), der sich findet – und der findet sich halt irgendwann.

Ich habe mir vorgenommen, meine Krankheit zu verstehen, und dazu braucht es Literatur. Denn ich will mich nicht auf dümmliche oder im optimalen Fall inhaltslose Gazettenartikel verlassen, ich habe das Gefühl, das würde mich schnell in die Irre führen. Diese Woche titelt die *Zeit*: »Noch jemand ohne Burnout?«. Danke schön. Erstens: Ich glaube nicht, dass Krankheiten wirklich Moden unterworfen sind. Dass zu meinem Leidwesen Burnout gerade wie nie zuvor öffentlich diskutiert wird, wird also vermutlich eher an solchen Schlagzeilen liegen als umgekehrt. Zweitens: Bis jetzt hat sich kein Arzt gefunden, der mir Burnout attestiert hat. Womöglich hat das ja einen Grund, den will ich verstehen. Drittens: Wie auch immer die genaue Klassifikation lautet: Es handelt sich um irgendwas, was sich in meinem Kopf abspielt, also wird es auch nur unter Zuhilfenahme meines Kopfes abstellbar sein. So weit meine möglicherweise naive Einschätzung. Und viertens: Jetzt bin ich sowieso schon »raus«, und dann kann ich mich auch voll und ganz damit beschäftigen, warum das so ist und wie ich wieder reinkomme. Also habe ich mir eine Anzahl von Büchern besorgt, um einen Einstieg zu finden in die wundersame Welt der psychischen Störungen. Denn wie man es auch dreht und wendet – darum geht es, darum bin ich hier, am Ende der Welt: Ich habe nicht mehr alle Tassen im

Schrank, ich laufe nicht mehr ganz rund. Ich habe einen Sprung in der Schüssel.

Der Mittag vergeht, und ich bin vertieft in meine Bücher. Natürlich könnte man all das auch im Internet nachlesen oder die relevanten Bücher zumindest im Internet bestellen. Aber eben nicht in der Klinik am See. Die hätte man auch nennen können: Klinik ohne Netz. Es gibt quasi keinen Mobilfunkempfang; somit erst recht kein mobiles Internet. Gerade mal ein einziger Computer (mit Röhrenbildschirm) steht zur freien Verfügung im Stationszimmer, kann viertelstundenweise von Patienten genutzt werden und hat einen passablen Internetanschluss. Ansonsten: Fehlanzeige. Aber was soll's, ich habe meine Buchhandlung in Bad Saarow gefunden und sie mich, ein guter Deal für uns beide, wie sich erweisen wird.

Ich erarbeite mir die wesentlichen Begriffe und versuche zu reflektieren. Noch einen Kaffee, schwarz, wie immer, danke. Ich schaue raus, auf den See. Er hat jetzt Farben, die von Kupfer über Bronze bis Gold gehen, die Farben des Laubes der Uferbäume, kein Rot, kein Gelb, kein Braun, sondern Kupfer, Bronze, Gold. Die Sonne will es so und schickt ihr Licht auf die Blätter, die es in entsprechenden Frequenzen zu mir umleiten. Das finde ich spannend und entscheide, die letzte helle Stunde des Tages zu nutzen. Ich darf meine Bücher im Café deponieren (nachdem ich meine Rechnung bezahlt habe) und bewege mich am See entlang zum Waldrand. Hier geht ein Weg ab zu den Rauener Bergen, es geht tatsächlich steil bergauf, ungewöhnlich für diese Landschaft, aber wo Schmelzwasserrinnen sind, sind auch Schmelzwasserrinnenränder, und um einen solchen handelt es sich bei den Rauener Bergen.

Es geht gemütlich bergauf, denn Berge sind in Brandenburg eben Brandenburger Berge, also eher Hügel. Ich laufe einen Waldweg entlang. Die Farben sind längst weniger metallisch, eher erdig. Braun, Orange, Gelb, Rostrot, Scharlach. Ich gehe weiter und weiter aufwärts und denke nach. Es gibt kein Burnout, meine erste Intuition war nicht ganz falsch. Oder, anders gesagt: Natürlich gibt es Burnout, so wie es Einhorne gibt, als Konzept. Oder Erkältungen. Könnte jemand eine vernünftige Definition von Erkältung liefern? Wohl kaum, man würde allerlei Symptome aufzählen, verschiedene mögliche Ursachen auflisten, vielleicht würde man sich gerade noch darauf einigen, dass es sich um eine viral übertragene Krankheit handelt, aber schon »Krankheit« wäre als Klassifikationsmerkmal diskutabel, es wäre wohl eher ein Syndrom, so wie Burnout.

Ich steige weiter hinauf, die Rauener Berge hoch. Der Weg wird schmaler, weil es steiler wird. Zwischendurch queren Wanderwege, wie Höhenlinien um die Rauener Berge gelegt. Da ich es nicht eilig habe, nehme ich einen solchen und bewege mich erholsam auf einer kreisförmigen Ebene, bis ich mich wieder am Ausgangspunkt befinde, und steige weiter hinauf.

Husten, Schnupfen, Heiserkeit. Halsschmerz, Fieber, Kopfweh: Symptome des Erkältungssyndroms. Das oder eine Teilmenge hat man, wenn man eine Erkältung hat. Da, wo Burnout draufsteht, ist hingegen drin: Angst, Depression, Sucht. Einzeln oder in beliebiger Kombination. Geht das eine, kommt das Nächste. Hört der Säufer auf zu saufen, wird er depressiv oder ängstlich. Säuft er wieder, hat er kurzfristig keine Angst und keine Depression mehr, dann säuft er eben – und ist süchtig; langfristig wird aus seinem Suff wahrscheinlich wieder eine Depression. Es hat einen Grund, dass Burnout nicht existiert im ICD 10, der derzeit gültigen Klassifikation der Gesundheitsstörungen. Nach dem ICD 10 werden Diagnosen gestellt, so wie bei mir durch Krokowski: F 32.1 (mittelgradige depressive Episode) und F 41.0 (Panikstörung). Fertig, das war's. Kein Burnout.

Ich erreiche die Markgrafensteine, zwei riesige Findlinge; vor dem Gletscher der Weichseleiszeit aus Schweden hierhergeschoben, über viele Jahrzehnte, haben sie Spuren hinterlassen im Sandboden; ungewöhnlich ist das nicht, so weich, wie hier die Böden beschaffen sind. Jeder der Findlinge ist dreimal so groß wie ich, und dabei ist der größere von beiden schon dezimiert worden: Ein Teil des Steins ruht heute als riesige Granitschale mitten im Berliner Lustgarten, vor dem Alten Museum und dem Dom. Ich gehe weiter bergauf, schon bald geht es nicht mehr höher; ich bin ja nur in Brandenburg. Auf dem Gipfel der Rauener Berge thront ein Aussichtsturm. Sein Vorläufer war schon immer da, jedenfalls seit Menschen aus der Umgebung sich erinnern können. Am Ende der DDR brach er zusammen, wie als Symbol für das marode, innerlich zerfressene Land. Jetzt steht er wieder da, höher denn je, diesmal aus rostfreiem Stahl gebaut.

Ich habe Höhenangst, schon immer, denke aber, das muss gehen. 209 Stufen geht es nach oben, lerne ich auf einem kleinen Schild. Alles halb so wild, zunächst, solange rundherum Baumstämme zu sehen sind. Jetzt komme ich langsam in die Höhe der Baumkronen, die dunkelgrünen Kiefernnadeln hüllen diesen Abschnitt in moosige Dämmerung; es geht weiter hoch – jeder Schritt setzt auf einem Rost aus Edelstahl auf, hätte man das nicht massiv bauen können? Man sieht nach unten durch, bis auf den Boden. Weiter hoch. Die Treppe wird sich noch dreimal winkeln, bevor sie Anschluss an die oberste Plattform findet, weit oberhalb der Baumwipfel. Ich halte mich am Geländer fest, mir ist schwindlig, fühle mich hier, als würde ich mitten im Universum schweben, ohne Kontakt zu irgendeinem

Planeten. Die Baumkronen sehen von hier oben aus wie ein weiches Bett aus Moos, von der untergehenden Sonne erleuchtet und erwärmt.

Ich blicke Richtung Sonnenuntergang, nach Westen. Der Himmel ist klar, die Luft flimmert nicht mehr, jetzt im Frühherbst, sie ist vollkommen transparent, aber noch warm. An solchen Abenden liegt die Sonne wie eine reife Apfelsine auf den Baumwipfeln, weit weg und doch riesengroß, satt orangefarben, warm, weich, saftig. Am unteren Rand des Panoramas eine hochragende schwarze Silhouette, stolz senkrecht aufwärts weisend, aber doch nur so gerade den Horizont überragend, das obere Drittel verschmilzt mit der Sonne, Konturen sind nicht mehr zu erkennen: der Fernsehturm am Alexanderplatz, seine Kugel zeichnet sich vor der untergehenden Sonne ab. Da hinten, so weit weg, aber immerhin, ich kann ihn sehen, dabei bin ich fast an der polnischen Grenze, weit weg von zu Hause; ich versuche, ihn zu fassen, den Fernsehturm, schon mein Daumennagel ist größer. Eher könnte ich die warm leuchtende Apfelsine greifen, aber ehe ich mir die Pfoten verbrenne, steige ich hinab, immer am Geländer entlang, Stufe für Stufe, Treppe für Treppe. Mit jedem Meter nach unten wird es kälter, kein Wunder: Hier unten kommt kein Sonnenstrahl mehr hin, es ist düster, fast. Und kühl. Das Licht reicht noch so eben, um zurückzufinden nach Bad Saarow.

Ich hole meine Bücher ab und friere. Es ist stockfinster und kalt. Gerade mal halb sechs, aber dunkel. In einer Viertelstunde beginnt das Abendessen, in der Klapse. Ich habe keine Eile, aber auch keinen Grund hierzubleiben. Auf einmal fühle ich mich einsam, verloren. Meine Bücher unter den Arm geklemmt, arbeite ich mich hoch zum Parkplatz am Bahnhof; ich muss mich auf den Winter vorbereiten, mit dieser zugigen Sommerjacke werde ich ihn wohl kaum überstehen, es wird kalt, von außen und von innen; was soll ich hier, das ist alles falsch. Kann doch nicht sein, dass ich hier nun wochenlang abgehangen werde wie ein Stück Rind zum Reifen.

Eiseskälte. Im tiefsten Winter kann es niemals so bitterkalt sein wie im Spätsommer, nachdem die Sonne gegangen ist und alles plötzlich ohne ihre Bestrahlung auskommen muss. Und jetzt, im Herbst, scheint der Unterschied fast noch gravierender. Bad Saarow, Berlin, Brandenburg, Deutschland, Europa, die Erde, das Universum: bitterkalt und unwirtlich, was soll ich hier?

Kalt. Eiszeit.

Brrrrr. Ich suche in allen Taschen zitternd nach einem Euro für den Parkautomaten; finde nichts. Irgendwas fummelt oberhalb meines Sichtfelds am Automaten rum. Kolong, kolong, kolong macht es, »Gebühr bezahlt« schreibt es, meinen Parkschein spuckt es – aus. Ich schaue irritiert nach oben, Richtung Geldschlitz, muss anders fokussieren, denn da ist nicht der Schlitz, sondern was davor: Ein riesenhaftes Grinsen verdeckt alles andere, es ist der Dackelblick – der von Heikes dunkelblauer Blume Betroffene ... Wie heißt er denn gleich?

– So schnell sieht man sich wieder.

Lächel. Ja. Pffffff ...

– Hallo, du ... Ja, stimmt, so ein Zufall,

stammle ich und frage mich: Wie heißt denn der noch mal? Tobias? Andreas? Und was macht der hier?

– Was machst du hier?

– Oh, ich war in der Therme. Und du?

– Ich? Suche einen Euro für den Parkautomaten. Danke.

– Gerne. Ich bin übrigens Thorsten.

– Weiß ich doch. Wir haben uns heute Mittag kennengelernt.

Hüstel. Also doch: Thorsten. Sag ich ja. Zum Glück höre ich stets gut zu und kann mir Namen merken. Grrrr.

– Ja, und du bist Rüdiger, oder?

– Genau.

– Freut mich. Also, bis morgen oder so.

– Ja, bis morgen, oder so. Gute Nacht.

Hier am Ende der Welt grüßt der Fuchs den Hasen, und beide verschwinden in ihren Bau, in diesem Fall ihr jeweiliges Auto. Gut, dass Christian mir vor ein paar Tagen den Wagen gebracht hat, denke ich, denn so bin ich hier in der Einöde wenigstens mobil und kann von Osteinöde nach Westeinöde fahren.

Jetzt fahre ich durch den Wald. Von Bad Saarow nach Wendisch Rietz sind es gute 15 Kilometer, vom Nordende zum Südende des Scharmützelsees. Es ist stockfinster und kalt, jetzt, am Abend, in der Nacht. Will man von Norden nach Süden, muss man sich entscheiden, ob man über Reichenwalde (Westufer) oder Glienicke (Ostufer) fahren will, zeitlich ist das egal, und die Entfernung spielt in dieser Gegend keine Rolle. Ich fahre am Ostufer entlang und denke an Thorsten, an diesen verrückten Dackelblick; und dann wieder: an den Gefallen mit dem Euro am Parkautomaten. Das ist doch nett. Ich habe mich nicht mal bedankt. Oder doch?

Zum Abendbrot komme ich gerade recht. Wolfgang und Brigitte haben sich schon niedergelassen und schauen mich erwartungsvoll an, essen; wollen wissen, wie ich meinen ersten freien Samstag verbracht habe. Ich berichte. Brigitte krächzt vor Begeisterung, Wolfgang lächelt.

– Rauener Berge, wie schön! Warst du auf dem Turm?

– Ja, allerdings. Aber das muss ich wohl nicht noch mal haben. Warst du da mal? Das ist erbärmlich hoch.

– Ich weiß, Rüdiger, es ist über den Bäumen, das macht

es gerade so interessant. Verstehe schon, das will nicht jeder haben.

Wolfgang ist wie immer verständnisvoll. Brigitte:

– Nie. Mals! Warst du wirk! Lich da oben?

Die Sache mit Brigittes Stimme macht keine Fortschritte. Später, viel später, werde ich erfahren, dass eine Operation an ihren Stimmbändern vorläufige Erholung bringen würde. Man kann solche Eingriffe heute ambulant machen, die Patienten gehen anschließend nach Hause und können wieder sprechen. Aber nach ein paar Jahren muss die Operation wiederholt werden. Brigitte hat derzeit andere Sorgen. Sie muss, wie alle hier, damit klarkommen, dass sie eine psychische Störung hat, und das setzt ihr zu. Fast jeden Abend erzählt sie, wie schwer sie es sich gemacht hat, bevor sie entschieden hat, hierherzukommen. Und es scheint, sie hat sich immer noch nicht damit abgefunden, die stolze, erfolgreiche, selbständige Frau, die keinen braucht außer sich selbst. Irgendwann reichte das eben nicht mehr, Gefühle der Einsamkeit kamen auf, dann kam die Depression.

Wenn Brigitte davon erzählt, wie sie sich zuerst noch durch Arbeit versucht hat abzulenken, immer mehr Läden aufmachte, dann die Krebsdiagnose bekam, wie dann alles zusammenbrach, ist auch Martin ganz still und hört zu. Eigentlich sind das Themen für die Gruppentherapie und beim Abendessen eher selten, aber Brigitte hat uns akzeptiert, vertraut uns, und außerdem ist Wochenende, da gibt es keine Therapie. Die Runde löst sich auf, und ich schnappe mir eins meiner Bücher und gehe in die sogenannte Bibliothek, bereite mir einen Tee, mache es mir auf dem Sofa bequem und fange an zu lesen.

Jemand poltert rein. Ich schaue auf. Vollgestopft mit Abendbrot und Pfefferminztee, richte ich mich etwas auf.

Mein Buch dreht sich zur Seite, damit ich sehen kann, was da oben ist: ein freundlich dreinblickendes bärtiges Gesicht. Ich liege auf dem einzigen Sofa der Bibliothek und habe längst mit dem Tag abgeschlossen. Da kommt Paul.

– Hey, hallo, ich bin Paul. Wir kennen uns noch nicht, oder?

– Ich glaube nicht. Ich bin …

– … Rüdiger, weiß ich schon. Heike hat … Wieso bist du hier?

Das nenne ich rasant. Heike hat. Heike! Ich muss mich sortieren. Moment mal. Thorsten hat meinen Parkschein bezahlt. Wolfgang hat gelächelt. Brigitte hat zuerst keine Worte gefunden und dann doch ganz viele herausgebracht. Paul hat mich in der Bibliothek gefunden, und Heike hat.

– Burnout, Angststörung. Und du?

– Depression, Sucht. Alkohol und Marihuana. Burnout könnte man auch sagen.

Aha. Burnout, Angst, Depression, Sucht, Alkohol, Marihuana, Burnout. Mir dreht sich alles. Paul ist ungefähr halb so groß wie ich und etwas jünger (vielleicht Ende dreißig), Vollbartträger, Raucher. Er öffnet das Fenster in Richtung See, ein leichter kühler Wind bläst hinein, steckt sich eine Selbstgedrehte ins Gesicht, steckt sie an, raucht, raus zum See; bläst raus, schaut mich an.

– Ich hab dich ankommen sehen, mit dieser Frau. Deine Freundin?

– Nein. Nachbarin. Gisela.

– Aha. Cool. Und du bist kein Suchtie?

– Nein, glaub nicht. Wieso?

– Weiß nicht, siehst so aus.

– Soll ich das als Kompliment nehmen?

– Nein, war nicht so gemeint.

– Danke.

– Hat mich wirklich sehr gefreut, Rüdiger. Wir werden uns sicher hier und da mal sehen.

Paul schnippt seine aufgerauchte Kippe in den Wald. In dieser Jahreszeit kein Problem, im Hochsommer würde er dafür echte Probleme bekommen. Nicht weil er – gegen alle Regeln – in der Klinik geraucht hat, sondern weil Brandenburg den ganzen Sommer lang unter höchster Waldbrandschutzstufe steht. Spätestens ab Anfang Juni ist es hier in Ostelbien so trocken und heiß, dass alles sofort brennen würde wie Zunder. Jetzt im Herbst droht Paul höchstens eine Ermahnung wegen Rauchens im Gebäude. Oder mir. Denn Paul verabschiedet sich freundlich und hinterlässt ein paar Rauchschwaden, was mir überhaupt nichts ausmacht, und ich hoffe auch allen anderen nicht, die hier während des Abends noch vorbeischauen werden. Aber es schaut niemand vorbei, ich bleibe allein und grüble vor mich hin; denke an die Aussicht von den Rauener Bergen, sehe vor mir noch mal den Fernsehturm im Sonnenuntergang. Der Turm wird für längere Zeit zwar sichtbar, aber unerreichbar bleiben; in weiter Ferne, so nah.

Meine Gedanken fahren mit mir noch mal den Weg von Bad Saarow zurück in die Klinik, spielen mir noch mal Brigittes Erzählungen vor, ich sehe Martin ehrfürchtig nicken, Wolfgang lächeln, denke an diesen komischen Kauz Paul, netter Kerl eigentlich, gar nicht anstrengend. Wieso kennt er Heike, und was hat sie ihm erzählt? Und ich denke an Thorsten, der mir seinen Euro für den Parkautomaten gegeben hat. Habe mich nicht mal richtig bedankt, ich Schuft. Ich werde müde und beschließe, ins Bett zu gehen. Gute Nacht, Thorsten. Gute Nacht, Martin. Gute Nacht, Wolfgang. Gute Nacht, Brigitte. Gute Nacht, Paul, gute Nacht, John Boy.

Dreckswecker. Ich dachte, ich soll mich hier erholen, wieso muss ich dann um 6.30 Uhr aufstehen? Ich drücke auf die Schlummertaste und hole neun Minuten raus. Mehr nicht, denn dann rattert der Dreckswecker weiter. Ich schlage auf ihn ein und richte mich dann unter größter Anstrengung so weit auf, dass ich zumindest sicherstellen kann, der Schwerkraft die weitere Beförderung von Blut in meinen Kopf zu vereiteln. Das fehlte noch, jetzt schon denken zu müssen oder mich womöglich mit zu viel Bewusstsein zu plagen. Also schließe ich die Augen noch mal und atme langsam und ruhig ein und aus. Immerhin ist mein Kopf schon auf Höhe der Leselampe, die man hier an jedes Bett installiert hat. Langsam atmen. Ein. Aus. Ein. Aus. Ein ... Aus ... Ein ... Au... Ei... A... Der erbärmliche Dreckswecker gibt keine Ruhe, ich haue auf ihn ein und richte mich noch ein bisschen weiter auf. Nun ist aber gut, mehr kann man ja nicht verlangen, mein Oberkörper ist ja schon fast senkrecht.

Man hat hier allen Komfort, aber ein wesentlicher Punkt wurde nicht bedacht: Kaffee auf dem Zimmer. Wie soll man klarkommen, so früh morgens, ohne Kaffee. Generell sind Elektrogeräte auf den Zimmern verboten; irgendwas mit Versicherung. Rasierapparate sind davon ausgenommen. Wenn man morgens Kaffee braucht, muss man sich körperlich anstrengen, sich bewegen. Was für eine Gemeinheit.

Sich um diese Zeit bewegen zu müssen erfordert ja gerade Kaffee. Ich ertaste blind mein Gesicht, es ist noch da. Weiter unten sind auch noch Beine, das gibt Hoffnung, denn die brauche ich, um mich zu versorgen. Wäre es nicht gerade so angenehm warm und noch dazu so ekelhaft früh, ich würde sicher die Decke wegreißen und wie ein Springinsfeld auf den Gang eilen und runterlaufen, ja hüpfen, Kaffee besorgen, frohlockend, dass der neue Tag da ist. So allerdings verfluche ich ihn (den Tag) und die Tatsache, dass ich hier bin, und stampfe missmutig in meine Badelatschen, die mich die Treppe runter zur Kaffeemaschine tragen.

Café crème ist die Automatenbezeichnung für einfachen schwarzen Kaffee. Ich drücke und warte das geräuschvolle Mahlen und laute Scheppern ab, schleppe mich dann mit meiner Tasse wieder hoch, ganze zwei Etagen, was für eine Zumutung. Klapp, die Flurtür rastet ein, noch mal Klapp, meine Zimmertür schließt. Ich lege mich wieder ins Bett, aufgerichtet, natürlich, ich darf nicht wieder einschlafen; trinke einen Schluck, warte, trinke wieder einen Schluck, so langsam gewinnt mein Bewusstsein die Oberhand, sagt mir schlaue Sachen, wie dass ich mir die Zähne putzen und mich anziehen soll.

Ich bin der Erste heute in der Gruppentherapiestunde. Beim (für mich) ersten Mal. Raum 312, zwei Stockwerke unter meinem Zimmer, ist unser Gruppenraum. Ein großes, aus Sperrholz gemachtes, hellblau lackiertes »F« mit ein paar Blümchen (wer stellt wohl so was her?) klebt am Türrahmen. Ich trete ein, niemand da. Der Raum hat einen ungefähr quadratischen Grundriss, an einer Seite gibt es mehrere Fenster zum Wald, man sieht Kiefern – Stämme und Kronen, oben; Nadeln und Moos, unten. Das Sonnenlicht schraubt sich durch das Dickicht, vorbei an den Stämmen, den Kronen, durch Nadeln, das Moos – und bohrt sich weiter in unseren Raum, erhellt zwei der drei Wände leuchtend gelb. Es stehen Stühle an diesen Wänden, einer neben dem anderen, in Summe vielleicht zwanzig Stück. Ich setze mich auf einen von ihnen, schaue raus, der Sonne entgegen, muss blinzeln, es ist kurz vor acht. Vom Flur her höre ich eine Tür schließen, dann kommt Thorsten rein. Er wohnt direkt gegenüber unserem Gruppenraum hier im Erdgeschoss, hat wieder mal Pech gehabt. Thorsten freut sich aufrichtig, mich zu sehen. Ich denke an die dunkelblaue Blume, aber dann an das Parkticket. Lächle.

– Hallo, Thorsten, geht es gut? Danke noch mal!

Was für ein unpassender Auftakt. Natürlich geht es ihm nicht gut, sonst wäre er nicht hier. Und was, bitte, heißt »noch mal«? Ich habe mich noch gar nicht bedankt. Thorsten überspielt das gekonnt.

– Danke. Ich habe ganz gut geschlafen, allerdings ist hier ab sechs Uhr morgens die Hölle los, ich wohne direkt gegenüber dieser verdammten Kaffeemaschine.

Schluck. Ich habe Thorsten geweckt, ohne es zu ahnen. Wieso stellen die auch diese Kaffeemaschine mitten in den Flur? Ich tue unschuldig und beobachte, wie Thorsten irgendwas mit den Stühlen arrangiert. Er zieht wahllos einen Stuhl vor, etwa zwei Meter nach vorne, schaut sich dann um, sucht den nächsten aus, zieht ihn vor. So macht er weiter, bis fünf oder sechs Stühle in einem Kreis stehen. Zählt.

– Vier, fünf, sechs. Brauchen wir mehr als sechs?

– Weiß nicht. Was machen wir denn damit?

– Wir setzen uns drauf. Was sonst?

Martin steckt seinen Kopf in die Tür, als würde er sich fragen, ob er richtig ist. Dabei ist er hier seit Wochen richtig, aber er schaut erst mal um die Ecke; sieht mich und freut sich.

– Hey, du bist da. Schön. Wie geht's?

– Martin, hallo! Und selbst? Gut geschlafen?

Mike taumelt rein, murmelt irgendwas. Dann Heike, grüßt alle, auch mich – weiß natürlich meinen Namen, hat ihn ja bereits an Paul weitergegeben. Alle lassen sich auf einen der von Thorsten drapierten Stühle fallen. Herr Büttner humpelt in den Raum, setzt sich auf den letzten freien, im Kreis angeordneten Platz. Er ist ungefähr Anfang fünfzig, geschätzte 1,80 Meter groß, hat einen kleinen Bauch, humpelt. Unser Gruppentherapeut kommt gerade aus dem Urlaub, als ich ihn kennenlerne. Das Humpeln hat aber mit dem Urlaub nichts zu tun, ist einfach da und Teil von Herrn Büttner, wird niemals thematisiert, bis zum Schluss, warum sollte es auch, er humpelt halt.

An diesem frühen Montagmorgen trägt er eine rot gefärbte Jeans und ein anders rot gefärbtes Sweatshirt, darunter sieht man ein noch mal anders rotes T-Shirt. Die schwarzen Stiefel und seine fast schwarzen Augenbrauen bilden die unteren und oberen Abgrenzungen zum roten Rumpf. So sitzt er da. Von nun an täglich. Und tatsächlich auch meist in genau diesem Outfit. Einige Wochen später wird Heike einen großen Coup landen, indem sie während der Befindlichkeitsrunde trocken rauslässt: »Ich würde Sie gerne mal fragen, Herr Büttner, ob Sie eigentlich eine Lieblingsfarbe haben.« Heike wird danach an sich runterschauen, eine Fluse von ihrem Rock entfernen und wieder hochschauen, ernst, mit wachen, offenen Augen. Großes Kino.

– Dann können wir wohl anfangen?,

fragt Büttner.

– Stopp, nein, Moment.

Jürgen schmeißt seine Douglas-Tüte vom Flur aus in hohem Bogen in den Raum und trifft erstaunlich genau die freie Lücke im Stuhlkreis, schnappt sich einen der Stühle an den Wänden und ordnet ihn ein; setzt sich, schnauft.

– Guten Morgen, Herr Büttner, Entschuldigung. Jetzt aber.

– Na-ah, macht ja nichts, wir fangen gerade erst an. Können wir?

Büttner legt seine Hände auf seine Oberschenkel, schaut noch mal in die Runde, von links nach rechts, bleibt hängen.

– Moment.

Büttner schaut mich an und blinzelt.

– Wer sind Sie? Und seit wann?

– Ich bin neu, mein Name ist Rüdiger Striemer, ich glaube ... das ... ist ... also, kurzum, ich ... Wie war noch mal die Frage?

– Sorry, ich wusste nur einfach nicht, dass wir ein neues Gruppenmitglied haben, ich bin gerade aus dem Urlaub zurück, aber das hätte man mir ... Hat man Sie über die Regeln aufgeklärt?

Man hat. Ich habe eine Fibel bekommen, und darin wurden auch die Regeln der Gruppentherapie behandelt. Außerdem gab es am zweiten Tag eine kleine Einführung mit der leitenden Psychologin. Im Grunde sind die Regeln ziemlich einfach. Chef im Ring ist der Therapeut, was er sagt oder anordnet, gilt als Gesetz. In einer eingespielten Gruppe kommt es aber nicht oft vor, dass der Therapeut irgendwas anordnen muss. Normalerweise ist seine Rolle eher die eines Moderators. Er sorgt dafür, dass alle relevanten Themen abgearbeitet werden, nichts übrig bleibt, und eben dafür, dass die Regeln eingehalten werden. Dazu gehört auch die Befindlichkeitsrunde am Anfang und am Ende der 100 Minuten. Bei Büttner zum Glück ohne Klangschale, das macht es für mich schon mal deutlich weniger esoterisch.

Die Befindlichkeitsrunde beginnt mit einer Minute des Schweigens, die meisten schließen ihre Augen und konzentrieren sich auf ihre Gedanken. Danach äußert jeder, an was er gerade gedacht hat oder was ihn gerade besonders bedrückt oder erfreut. Meistens ergeben sich daraus direkt ein paar Gesprächsthemen, die der Therapeut aufgreift. Es darf alles Thema sein, was nicht negativ in den Gefühlshaushalt eines anderen eingreift. Sparsam ist umzugehen mit Ratschlägen oder offener Kritik. Man sollte über sich selbst sprechen, nicht über die anderen. Also hört man hier selten so etwas wie »Du hast das oder jenes falsch gemacht« und mehr so was wie »Ich hätte es so oder so anders gemacht«. Klingt nach Pedanterie, finde ich. Überhaupt lautet eine andere Regel, möglichst in der Ich-Form zu sprechen. Völlig verpönt ist die Man-Form, da reagiert jeder Therapeut in Bruchteilen von Sekunden. Ich bin mein Thema, nicht irgendjemand.

Normalerweise werden Themen behandelt, die eines der Gruppenmitglieder betreffen. Der Therapeut muss deshalb auch dafür sorgen, dass nicht immer wieder die gleichen extrovertierten Typen im Mittelpunkt stehen, sondern jeder gleichermaßen »an die Reihe kommt«, auch die ruhigeren Zeitgenossen. Dabei hat aber jeder die Möglichkeit, mit einem einfachen »Stopp« sein eigenes Thema ohne Begründung abzubrechen; der Therapeut wird dann ein neues Thema finden.

Im Grunde war es das schon mit den Regeln, und ich frage mich einstweilen noch, wie mir diese Plauderstunde mit Moderator bei der Bewältigung meiner Krankheit helfen soll.

– Gut, dann legen wir also los.

Büttner legt erneut seine Hände auf die Oberschenkel, schließt die Augen. Also mache ich es genauso. Ich spüre die Müdigkeit; ein Café crème vor dem Frühstück und einer währenddessen haben nicht ausgereicht, und ich hätte auch nicht unbedingt das zweite Brötchen gebraucht, jetzt liegt es mir schwer im Magen und bäumt sich auf. Da draußen zwitschert ein Vogel, wird lauter und leiser, anscheinend regt er sich über irgendwas auf. Wie schön wäre es, jetzt noch mal ins Bett zu steigen, mein Körper scheint Lunte zu riechen und merkt, dass es hier die Chance auf Schlaf gibt, also will er ihn haben. Vielleicht gehe ich heute Abend direkt nach dem Abendbrot ins Bett, wieso nicht? Ach nein, ich habe Martin beim Frühstück zugesagt, dass wir abends in die Sauna gehen, auch gut, strengt ja nicht besonders an. Na ja, eigentlich strengt Sauna direkt nach dem Essen ja schon an, gerade hier, wo ich wieder nicht nein sagen kann zu dieser köstlichen groben Leberwurst.

– Herr Striemer, wollen Sie direkt mal anfangen?

Ich erschrecke und öffne die Augen. Alle starren mich an, Büttner macht große Augen und lächelt freundlich.

– Woran haben Sie gedacht?

– Um ehrlich zu sein, an grobe Leberwurst.

Heike prustet. Jürgen lacht laut los.

– Guter Einstieg auf jeden Fall, alle Achtung, das gefällt mir.

Jürgen hält einen Daumen nach oben, grinst. Büttner grinst auch.

– Gut, vielleicht kommen wir darauf zurück. Frau Poets, machen Sie weiter?

In diesem Moment möchte ich erst recht wieder zurück ins Bett, für immer. Oder zumindest für die nächsten paar Jahre. Bis auf die Stunden mit Frau Wiechert ist mir hier bisher nur Unfug untergekommen, und wie mir das hier helfen soll, weiß ich beim besten Willen nicht. In Ermangelung einer alternativen Strategie beschließe ich dennoch, mich mal auf den Zirkus einzulassen. Was soll's, ich habe keine Wahl, denn zurück in meine Panikhöhle zu Hause kann ich nicht.

Herr Büttner ist mitfühlend oder verantwortungsvoll oder jedenfalls erfahren, denn er lässt mich erst mal in Ruhe, geht auf Mike ein. Es fällt mir etwas schwer, mich auf diesen gänzlich unerquicklichen breiten sächsischen Dialekt einzulassen, aber je länger ich zuhöre, desto höher meine Worterkennungsrate, und nach einiger Zeit komme ich zwischen all den aktuellen Geschehnissen so grob hinter Mikes Geschichte: Offenbar lebt Mike auf einem Bauernhof, der seinen Eltern gehört hat, bis diese vor einiger Zeit kurz nacheinander verstarben. Selbst keine Ahnung von der Landwirtschaft (Automechanikerlehre, Anstellung beim VEB Sachsenring Zwickau, nach der Einstellung der Trabant-Produktion entlassen und seitdem ohne Arbeit), will und kann er den Hof nicht weiterführen (er spekuliert nicht mal darüber, ob das unter heutigen Bedingungen überhaupt erfolgversprechend wäre). Seine Schwester und deren angeberischer Mann, mit denen gemeinsam er den Hof geerbt hat, haben klare Vorstellungen: Der Hof muss verkauft werden. Und das bringt Mike nicht übers Herz, denn er musste seinem Vater auf dem Sterbebett versprechen, dass er den Hof behalten wird, und sei es nur, um dort zu wohnen. Gäbe er, Mike, dem Vater dieses hochheilige Versprechen, werde dieser ihn notariell als Alleinerbe eintragen und dafür sorgen, dass der Nichtsnutz von Schwiegersohn leer ausgeht. So das Angebot und der letzte Wille des sterbenden Vaters. Also versprach Mike wie verlangt – und prompt verstarb der Alte denkbar ungünstig in derselben Minute. Kein Notar, kein Testament.

Was nun? Mikes Antwort: Wodka, und nicht zu knapp.

Anfangs reichte ein Bierchen gegen Mittag, das machte ihn schon ruhiger. Die Bedrängungen der Schwester und des Angebers nahmen zu. Rein rechtlich sind sie eine Erbengemeinschaft, müssen also einheitlich beschließen. Aber da ist das Versprechen. Es bringt Mike fast um seinen Verstand, soll er vor seinem toten Vater wieder als Verlierer dastehen, nicht mal fähig, ein einfaches Versprechen zu halten? Der Alte kann ja nichts dazu, dass er im ungünstigsten Moment den Löffel abgegeben hat. Also versucht er, die Schwester zu überzeugen, die ist aber dem Angeber hörig und pocht auf den Verkauf. Wo soll Mike dann wohnen? Er hat ja nicht mal ein regelmäßiges Einkommen derzeit. Ein Bierchen hilft erst mal. Würde er den Hof verkaufen, ja, dann hätte er Geld, könnte sich mit einer eigenen Autowerkstatt selbständig machen. Aber er hat doch versprochen. Bierchen. Hin und her. Bierchen. Wodka. Noch einen. Viel Wodka. Ab mittags ist er blau, später ab dem Vormittag. Sobald Mike eine Lösung hat, wird er mit der Sauferei aufhören. Sicher.

Mike musste aufhören, bevor er hierherkam, das ist Bedingung für die Suchties: Sie müssen sich außerhalb der Klinik einer Entgiftung unterziehen. Und seitdem er hier ist, fällt es ihm auch nicht sonderlich schwer, er muss ja keine Entscheidung treffen oder sich auch nur mit ihr beschäftigen. Es herrscht Stillstand der Rechtspflege, denn einer der Beteiligten hält sich in einer Klinik auf. Dass dies eine psychosomatische Klinik ist, spielt keine Rolle. Eigentlich ganz bequem für Mike.

– Wollen Sie sich denn jetzt mal vorstellen, Herr Striemer?

Ich muss sagen, Büttner hat ein Händchen fürs Timing. Ich bin so vertieft in Mikes Welt, dass ich mich erst mal schütteln muss – wie ein Hund, der aus dem Regen kommt.

– Gerne.

Ich kann gut lügen, wenn ich muss. Und ich muss, weil ich gar nicht beim Thema bin, bei mir also. Kann ich irgendwie Zeit gewinnen? Nein, hat keinen Sinn. Also die alte Strategie: Vorwärts!

– Na denn: Mein Name ist Rüdiger Striemer, ich bin 43 Jahre alt, lebe in Berlin, habe Betriebswirtschaft studiert, arbeite bei einer Softwarefirma im Vorstand und bin hier, weil ich Burnout habe – und in diesem Zusammenhang eine Angststörung.

Könnte mich selbst ohrfeigen, »weil ich Burnout habe«, als wenn ich es nicht mittlerweile besser wüsste.

– Gut,

sagt Büttner.

– Sonst noch irgendwas?

Er schaut in die Runde. Keine Reaktion.

– Na dann …

Büttner schließt wieder die Augen, legt seine Hände auf die Oberschenkel, ich meine auch. Auf meine Oberschenkel, meine ich. Meine Hände. Ach … Anscheinend sind die 100 Minuten um.

Endlich. Meine erste Gruppenstunde ist zu Ende. Ich weiß noch nicht, was ich davon halten soll, und genau das bespreche ich anschließend mit Frau Wiechert. Nur 20 Minuten Pause liegen dazwischen, gerade Zeit für einen ruhigen doppelten Espresso. Draußen rennen alle wie aufgescheuchte Hühner umher, von dem einen Haus ins nächste, von der Malbude in die Sportbude, von der Meditationsbude zur Saftbar. Großer Wechsel. Langsam wird es ruhiger, und die Wiechert und ich arbeiten an meinem emotionalen Relief. Es wird, wenn auch langsam. Ich schreibe mir in diesen Stunden stets ein paar Fragen auf, die ich schlicht nicht beantworten kann und mit denen ich am Abend mein

Schwesterlein konfrontieren werde, denn Christiane weiß immer alles.

Von elf bis zwölf Physiotherapie. Frau Tornow drückt auf mir rum, findet hier was und auch da. Unter anderem findet sie meinen musculus supraspinatus. Den habe ich zwar schon viel eher als Frau Tornow gefunden, ich wusste nur nicht, wie er heißt. Er tut seit Tagen höllisch weh. Und jetzt, wo Frau Tornow drauf rumknetet, tut er abartig höllisch weh. Muss aber wohl. Dann Mittagessen. Spreewälder Gurkensüppchen; gebratenes Lachsfilet an Gemüsestroh und Zitronengrasschaum, dazu Jasminreis; Passionsfruchtquark mit Himbeeren. Dann Body Scan. Diese Woche wieder bei einem anderen Therapeuten, aber fast genauso wirksam. Bei Wolfgang etwas zu wirksam; er schläft ein und hält uns darüber während der 20 Minuten durch ein leichtes Schnarchen auf dem Laufenden. Und für den Fall, dass ich das nicht höre, bohrt mir Martin seinen Ellenbogen in die Rippen. Er findet Wolfgangs Schnarchen urkomisch und will mich teilhaben lassen.

Als Nächstes: Freistunde. Was mache ich denn da? Die enge Abfolge von Therapiestunden hat meinen inneren Rhythmus angefeuert, ich bin auf Touren gekommen, habe Bewegungsdrang, spüre, dass was passieren muss, bin voller Aktionismus.

Ich versuche es bei den Rauchern. Wie im wirklichen Leben versammeln sich auch hier im Wald, im Nichts, die nettesten Leute da, wo geraucht werden darf. Und dieser Platz ist in der Klinik am See recht einfach auszumachen: Der einzige Ort ohne Rauchverbot ist eine umgewandelte alte Futterkrippe für Rehe (oder sonst was für Tiere), unter deren schützendem Dach sich heute kein Wild mehr mit der Nahrungsaufnahme beschäftigt, sondern rauchende Menschen mit ihren psychischen Abnormitäten. So wie

Paul. Er freut sich, mich zu sehen, begrüßt mich, erinnert sich an meinen Namen. Ich sogar auch an seinen, vielleicht, weil er so kurz und prägnant ist, die meisten Namen der anderen Raucher kenne ich nicht – noch nicht. Aber das macht nichts, Paul ist ja da. Es werden Witze gemacht über unsere Situation, man ist ziemlich unverkrampft hier in der Raucherkrippe, das gefällt mir. Komisch, dass Heike nicht da ist, sie steht normalerweise auch hier und raucht und lacht und erzählt.

Ich überlege, wieso es mir so gar nichts ausmacht, zwischen all den rauchenden Leuten zu stehen und selbst nicht rauchen zu dürfen (wobei: was heißt schon »dürfen«, natürlich dürfte ich, ich erlaube es mir nur einfach nicht, denn ich will sie mir ja abgewöhnen, die elende Raucherei, vielleicht »darf« ich, aber »soll« nicht; vielleicht »will« ich aber auch nicht, ich weiß es nicht). Jedenfalls macht es mir tatsächlich nichts, wer hätte das vor ein paar Wochen gedacht? In den letzten zwei Jahrzehnten hat es vermutlich keine acht Stunden gegeben, in denen ich nicht geraucht habe. Und jetzt rauche ich schon seit acht Monaten nicht mehr, nicht mal auf Partys, schon gar nicht mitten am Tag. Einfach gar nicht. Überhaupt nicht. Null. Pffft. Aber schön wär's ja schon.

Paul muss los, Achtsamkeit oder so. Ich gehe dann auch mal, runter zum See. Und weiter, am Ufer entlang, bis der alte DDR-Ferienpark kommt, umzäunt mit Stacheldraht (wieso bloß, da will ja niemand mehr hin?), weiter am Draht entlang und dann querfeldein, rein ins Nichts. Ich merke, dass ich nicht mehr lange klarkommen werde mit meiner Sommerjacke. Noch geht es, aber der Trend zeigt Richtung kühlerer Temperaturen, ich warte noch ab. Hier tief im Wald freue ich mich über jeden Sonnenstrahl, der sich irgendwie hier herunterbohrt. Schafft er es, wärmt er mich. Bleibt er irgendwo da oben im Geäst und Gehölz der Kiefern hängen, ist es hier unten schattig. Deshalb sehe ich die Sonne hier und da blendend und blitzend glänzen, dann wieder sehe ich nur feuchten Waldboden und dann wieder: brutzelnde Sonne für einen kurzen Moment. Noch überwiegt die Wärme, ich spüre die Strahlen der Sonne, zähle sie, als wären es endlich viele, abzählbare Strahlen.

Ich gehe weiter hinein in den Wald, geradeaus, wie immer, nur eben in eine neue Richtung. Aber geradeaus. Die Strahlen der Sonne senken sich immer weiter, von Minute zu Minute, bald brutzeln sie schon fast waagerecht, denn es ist Nachmittag, aber die Sonne brennt noch, wenn auch nicht mehr so kräftig, so selbstbewusst. Sonnenstrahlen, die waagerecht auf den Körper treffen, sind angenehm, wärmen tatsächlich, ich zähle sie immer noch. Es müssen Tausende sein, vielleicht Millionen, wer weiß?

Frau Bertani versteht auch heute keinen Spaß. Dass ich mich verlaufen habe, ist für sie keine Erklärung, und dass ich mich sogar mutwillig verlaufen habe, behalte ich für mich. Sie hat natürlich recht, es kann sich nicht immer irgendjemand verlaufen, sonst gibt es hier Anarchie. Aber mir ist es trotzdem passiert, und ich komme ein paar Minuten zu spät. Ich suche mir einen neuen Stein aus (den alten kann ich beim besten Willen nicht mehr finden – wo der wohl geblieben ist?) und haue drauf ein, schleife und feile sogar an ihm und meißle auch und hämmere dann wieder. Jürgen mit dem Douglas-Täschchen schleift auch, allerdings an einem viel kleineren Stein, anscheinend fertigt er wieder einen Handschmeichler an, jedenfalls war das in der letzten (meiner ersten) Gestaltungsstunde so. Und tatsächlich: In der Abschlussrunde geht sein Handschmeichler rum, jeder fühlt mal und findet dass der wahnsinnig glatt und angenehm ist, der Handschmeichler. Wozu so was gut ist, fragt keiner, ich auch nicht, warum auch. Jürgen stellt Handschmeichler her, so sei es. Heike hat heute ein Feld gemalt, Mike aus einem Speckstein einen Teelichthalter gebaut, Thorsten hat was Hellgelbes gemalt, Martin was Schwarzes. So sei es. Mir ist das egal. Gestaltungsstunde ist nur zweimal in der Woche, ich habe demnach eine halbe Woche Ruhe. Ich blende das einfach aus. So sei es.

Es folgt noch eine Stunde medizinisch-technisches Training, kurz MTT, dann ist endlich Feierabend, ich bin froh. Es ist mittlerweile dunkel, und ich freue mich auf das Abendessen, habe anständigen Hunger. Ein langer Tag, finde ich und denke gar nicht daran, dass meine Tage früher im Allgemeinen vier Stunden länger waren und ich gut und gerne zwanzigmal so viele Termine hatte wie an diesem Tag, hier im Wald. Erschöpfung macht sich breit, ich bin körperlich müde, das ist neu und wird jetzt jeden Abend so sein. Spätestens um sieben ist das Abendessen beendet, und ich merke dann, wie mein Körper sich verabschiedet von diesem Tag und wie er gerade noch so lange funktioniert, bis ich ihn schlafen lasse, aber auch keine Sekunde länger.

Heute muss mein Körper noch ein bisschen durchhalten, denn ich habe Martin versprochen, mit ihm in die Sauna zu gehen. Die Kliniksauna ist nicht besonders luxuriös, aber vollkommen in Ordnung. Wenigstens ist sie richtig heiß, bis auf fast 100 Grad kann man sie aufheizen, und ich werde in den nächsten Tagen einige Aufgussessenzen besorgen, die ich der Allgemeinheit zur Verfügung stellen und in den nächsten Wochen regelmäßig alle paar Tage auffüllen werde. Martin ist schon da und wartet auf mich. Anscheinend sind wir die ersten heute Abend oder die Einzigen? Wird sich zeigen. Martin ist tatsächlich so drahtig, wie es schon angezogen den Anschein hatte, an seinem

Körper sind Knochen und Haut und ein paar Muskeln, sonst nichts, kein bisschen Fett jedenfalls. Wir heizen richtig ein und genießen die Wärme, Martin gießt auf, und wir unterhalten uns über das Leben, über Beziehungen, Liebe, Sex, über das Dasein und das Da-Sein. Es wird unglaublich heiß in der Sauna, ich kriege kaum noch Luft, Martin auch nicht, dabei ist es nur die Hitze, egal, wir ergreifen die Flucht und laufen nackt runter zum See, weit ist es nicht und so aufgeheizt tut uns die kalte Nachtluft gut, wir dampfen; unsere Körper sind heiß und angespannt, die Luft ist kalt und feucht, es dampft und fühlt sich gut an. Wir breiten unsere Arme aus, stehen breitbeinig am See, atmen die vom Wasser heruntergekühlte Luft ein, wandeln sie in unseren warmen Körpern in heißen Dampf um, den wir wieder ausatmen. Wir schauen auf den See raus, Stille.

Plätscher. Gluck.

Prust.

Plätscher. Platsch. Prust. Gluck.

Wir starren aufs Wasser. Es kräuselt sich. Plätscher. Der Mond spiegelt sich im Wasser, kräuselt sich auch. Kräuselt sich mehr. Jetzt noch mehr. Wasser türmt sich auf, an dieser einen Stelle. Martin und ich schauen uns an, verunsichert. Nackt. Schauen wieder auf den See. Wasser bäumt sich auf, es gluckst und prustet. Ein Kopf wird erkennbar, ruckartig saugt er Luft an, atmet ein, laut und stimmhaft. Atmet aus, schüttelt den Kopf, atmet ein und aus, schreit:

– Fuck, ist das geil! Yeah. Uuuhh.

Der Kopf bewegt sich zum Ufer. Man ahnt den Körper unter der Wasseroberfläche, wie er sich am Grund entlang heraufarbeitet, herauf zum Ufer. Martin und ich schauen uns an, schauen wieder aufs Wasser. Der Kopf im Wasser wird langsam Körper, erst bekommt er einen Hals, dann einen Rumpf, zwei Arme, dann Beine. Dann ist es Paul. Er entdeckt die beiden Männer am Ufer – starrt uns an, kneift die Augen zusammen. Wir starren Paul an, dann uns, dann wieder Paul, der starrt uns an. Drei nackte Männer im Wald starren sich gegenseitig an.

– Hey Jungs, fast hätte ich euch nicht erkannt.

Paul greift sein auf einem Baumstumpf abgelegtes Handtuch, trocknet sich ab, schaut uns an.

– Ihr steht aber hier nicht schon den ganzen Abend nackt am See herum, oder?

Wir müssen lachen.

– Nein, wir kommen aus der Sauna.

– Ich auch, also etwas vor euch, anscheinend. Machen wir noch einen Gang?

Wir bejahen, und drei nackte Kerle bewegen sich auf das Klinikgebäude zu, in dessen Keller sich die Sauna befindet. Der kleine Paul ist in unserer Mitte, links und rechts von ihm zwei Riesenkerle, und alle drei nackt, was für ein Anblick muss das sein! In der Zwischenzeit hat sich die Sauna ganz gut bevölkert, ich lerne Kristina kennen und Arno; Thorsten ist auch da. Nach dem zweiten Gang fühlt sich mein Körper nur noch schwer und dumpf und angenehm müde an, ich beschließe, ins Bett zu gehen; nehme noch eine Karaffe Wasser mit auf mein Zimmer, lege mich aufs Bett, das *heute-journal* läuft, Herr Kleber erklärt irgendwas, aber das betrifft nicht den Wald; und damit auch nicht mich. Und nicht mein Leben. Gute Nacht, Herr Kleber.

## SICHERUNGSKASTEN

Hellmuth Karasek interessierte sich brennend für meinen Aufenthaltsort.

– Ich habe gehört, dass Sie in einem Moskauer Taxi unterwegs sind, wie aufregend!

– Ja, das stimmt. Sagen Sie bloß, das wissen die Hamburger Gemüsehändler?

Ich erinnerte mich an eine Fernsehreportage, einige Tage zuvor; Hellmuth Karasek war irgendwas geworden, Träger eines Preises oder fünfundsiebzig oder so – ich wusste es nicht mehr ganz genau. Der Autor des Beitrags hatte es für eine sympathische Idee gehalten, Karasek beim Gemüsekauf in Hamburg zu porträtieren, und übertrieb dabei. Der Beitrag vermittelte den Eindruck, dass Herr Karasek fortwährend Gemüse ersteht.

Karasek lachte ins Telefon.

– Sie haben diese Reportage gesehen, nicht wahr, über mein letztes Buch? Jaaaa, ja, Sie wissen ja, wie das ist mit diesen Reportern.

Nein, das wusste ich nicht, ich hatte mit Reportern niemals zu tun gehabt und habe es bis heute nicht. Aber es amüsierte mich, dass jemand wie Hellmuth Karasek auf so eine Idee kam. Seine Stimme klang tatsächlich so angenehm warm und prononciert wie im Fernsehen. Ich war ihm eine Antwort schuldig.

– Um Ihre Frage zu beantworten: Ja, ich sitze tatsächlich

in einem Moskauer Taxi und versuche mich zum Flughafen durchzuschlagen; besser gesagt: Der Taxifahrer versucht es, meine Aufmerksamkeit ist ganz bei Ihnen, Herr Karasek.

– Das ist gut. Wissen Sie, wenn man etwas älter ist, dann schaltet der Sicherungskasten da oben in der Birne nicht mehr ganz so schnell wie früher. Da ist jede Ablenkung des Gesprächspartners enorm störend.

Wie machte er das, dass seine Stimme so gefällig und angenehm und doch so besonders charakteristisch war? Während ich über bröseligen russischen Beton bretterte und mein Steiß bei jedem Schlagloch schmerzhafte Bekanntschaft mit der Taxikarosserie machte, kamen Herr Karasek und ich so langsam zum Punkt unseres verabredeten Gesprächs. Es ging um das zehnjährige Jubiläum der Firma, und wir hatten ihn als Gastredner eingeladen, und dank guter Beziehungen zu einem ehemaligen Mitarbeiter hatte er tatsächlich zugesagt. Nun mussten wir uns nur noch absprechen, worüber wir reden wollten, erst ich, zur Begrüßung – dann er, als Hauptredner.

– Was halten Sie von dem Thema Netzwerke? Sie machen doch irgendwas mit Computern, und da gibt es doch auch Netzwerke. Ich könnte die Analogie herstellen, im wahrsten Sinne des Wortes, ich würde über analoge Netzwerke in der realen Welt sprechen. Darüber, wie Goethe … Also, eine kleine Kulturgeschichte des Netzwerks gewissermaßen.

Das gefiel mir. Was für ein nettes Konzept, das wollte ich haben! Ich willigte also ein. Und dachte seitdem Tag und Nacht an meine Rede. Wie würde ich den Bogen schlagen von unseren virtuellen Netzwerken zu Karaseks Vortrag? Ach was, das würde ich bestimmt schaffen, das hatte Charme. Also bereitete ich mich vor. Minutiös. Mein kleiner Einführungsvortrag war auf das kleinste Detail genau ausgearbeitet, jede Pointe saß. Das würde ein verbales Hochamt werden; erst ich mit meiner tollen Netzwerkbegrüßung und dann Hellmuth Karasek mit der Kulturgeschichte des Netzwerks und dann wieder ich, den Bogen elegant schwingend zum Hier und Heute; und zur Eröffnung des Buffets.

Es kam anders. Hunderte Gäste warteten auf ihn und mich. Auf ihn, Karasek, wegen seiner Bekanntheit und Begabung und Eloquenz; und auf mich, weil es vor meiner Rede nichts zu essen geben würde.

– Freut mich sehr, Herr Doktor Striemer, jetzt lernen wir uns endlich persönlich kennen. Anscheinend haben Sie es aus dem Moskauer Taxi herausgeschafft, herzlichen Glückwunsch.

– Danke, ich bin auch sehr froh. Und danke, dass Sie hier sind! Ich freue mich auf Ihre Ausführungen zu den Netzwerken.

– Ach so? Ach ja! Nein, nein, ich habe mir das anders überlegt. Ich erzähle einfach ein paar Witze.

Hinten rechts winkte Manuela wie verrückt, ich sollte auf die Bühne. Die Musik wurde leiser gestellt. Manuela: winkte immer doller. Die Gespräche der Leute verebbten langsam. Es wurde ruhiger. Ruhig. Still. Die Beleuchtung fuhr herunter, bis auf den Spot am Rednerpult. Ich trat auf die erste Stufe, die zweite, dann die dritte. Legte mein Manuskript auf das Pult, das Manuskript mit der eleganten Überleitung zum Netzwerkthema. Blickte auf. Sah nichts, weil Scheinwerfer mich blendeten. Da war wohl niemand. Ich redete einfach mal. Irgendwas. Jetzt spürte ich, was Karasek meinte mit dem langsamen Sicherungskasten. Meiner funktionierte zum Glück noch halbwegs zuverlässig, und ich kam irgendwie aus dieser Nummer heraus. Ich weiß nicht, wie. Danach dachte ich aber daran, was für einen spektakulären Job ich doch hatte.

Werde ich jemals wieder zurückkehren in meinen Job? Erst mal habe ich zu tun, mit meinem Sicherungskasten. Schätzungsweise noch ein paar Wochen. Mindestens.

Das menschliche Gehirn ist angeblich die komplexeste Struktur, die das Universum zu bieten hat – so können wir es den vielen Lehrbüchern entnehmen. Aber woher will man das denn wissen? Der Mensch realisiert ja nur einen winzig kleinen Teil des Universums, und den ganzen riesigen Rest wird er niemals sehen, dafür sorgen simpelste physikalische Gegebenheiten. Sagen wir also so: Das, was in unserem Kopf ist, scheint verdammt komplex zu sein, und es ist der Menschheit bisher nichts mit ansatzweise ähnlich hoher Komplexität untergekommen. Dabei handelt es sich im Grunde ja nur um ein paar Milliarden Nervenzellen, bestehend aus Eiweiß (weil sich der Mensch vor drei Millionen Jahren vornehmlich von toten Tieren ernährt hat; denn hätte er streng vegetarisch gelebt, hätte sich sein Gehirn niemals so entwickeln können, und er wäre noch heute doof wie Stroh). Im Grunde genommen ist unser Gehirn nur das gut ausdifferenzierte Ende der Nervenbahnen unseres Rückenmarks. Nicht mehr und nicht weniger: ein Haufen Nervenzellen.

Nun darf man sich so eine Nervenzelle aber nicht vorstellen wie einen Schalter, der an- oder ausgeschaltet sein kann. Nein, die Nervenzellen unterhalten einen höchst komplizierten chemischen Haushalt, der unter anderem dafür sorgt, dass elektrische Impulse von Zelle zu Zelle weitergegeben werden. Wer schon mal in seinen Sicherungskasten zu Hause geschaut und sich gefragt hat, wieso zum Henker man so viele Schalter für so ein paar Steckdosen braucht, der weiß Bescheid. Man stelle sich einen Schaltkasten mit vielen Milliarden Sicherungen vor und rechne hoch. Vermutlich könnte man das gesamte Universum in beliebigen Kombinationen zum Blinken bringen mit so einem Kasten, inklusive der riesigen Bereiche des Universums, die nie ein Mensch zu sehen bekommen wird. Was für ein komplizierter Schaltkasten in jedem menschlichen Kopf. Kein Wunder, dass da manchmal was schiefgeht.

Wenn allerdings so ein menschliches Gehirn einigermaßen geölt und gut eingearbeitet ist, läuft es vergleichsweise problemlos – es wartet sich sogar selbst. Die wohl spektakulärste – und einzigartige – Eigenschaft eines solchen menschlichen Sicherungskastens ist es, sich immer wieder an neue Gegebenheiten anzupassen. Erfährt der Mensch etwas Neues, geht diese Neuigkeit wie ein Lauffeuer durch ein paar Millionen Gehirnzellen und hinterlässt dort Spuren. Findet dieser neue Reiz ein weiteres und vielleicht sogar ein drittes, viertes oder sogar hundertstes Mal statt, erkennt das Gehirn dieses Muster und verfestigt es mit jedem weiteren Reiz derselben Kategorie. Das Gehirn legt eine (mit jeder identischen Benutzung besser ausgebaute) Autobahn an, bis irgendwann der kleinste Schlüsselreiz reicht, um das entsprechende Muster abzurufen, denn die Autobahn ist breit und leicht zu finden. Das blaue Schild mit weißem Rand, Aufschrift »Berlin«, bringt mich nach Hause, dem folge ich blind, und mit jeder Benutzung hat die Autobahnmeisterei etwas mehr zu fegen und dafür zu sorgen, dass die Straße in Schuss bleibt. Weniger häufig benutzte Feldwege dagegen wuchern langsam zu. Aber die großen Magistralen saugen den Verkehr förmlich an, denn ihre Wegweiser stehen überall, und sie haben viel Kapazität. Und sie werden immer weiter ausgebaut. Einige dieser Autobahnen im Gehirn bauen sich erst im Laufe unseres Lebens auf – zum Beispiel die, auf der Sachertorten fahren.

Es gibt kein explizites Sachertorten-Gen in der menschlichen DNA. Und doch wird niemand wieder davon loskommen, in dessen Hirn der Schlüsselreiz »Sachertorte« gebahnt ist. Ganz ähnlich verhält es sich übrigens mit Nutella zum Frühstück; Krokowski hat in diesem Punkt recht behalten. Das wirklich Spektakuläre ist aber: Unser Gehirn ist lebenslang in der Lage, neue Autobahnen anzulegen, zu lernen; neue Erkenntnisse bahnen neue Schaltkreise und erweitern unseren Horizont, lebenslang. Die Hirnforscher nennen das »Plastizität«. Wichtigste Voraussetzung: Begeisterung! So ist manch Achtzigjähriger problemlos in der Lage, Japanisch zu lernen – vorausgesetzt, er ist in eine Japanerin verliebt. Glück fördert den Erkenntnisgewinn: Das ist kein esoterischer Firlefanz, sondern solide neurobiologische Erkenntnis.

Ein paar andere Autobahnen hat uns die Evolution fertig ausgebaut mitgegeben, sie sind in unserer DNA festgelegt und werden im Laufe unseres Lebens nach deren Bauanleitung gebahnt oder sogar schon im Mutterleib angelegt. So auch die Autobahn der Angst. Ohne Angst gäbe es Menschen genauso wenig, wie es die meisten anderen Tiere gäbe. Die vermutlich erste Angst erleben wir während der Geburt. Kein Wunder, so eng und unangenehm, wie es dabei wird, und das da draußen ist ja dann alles andere als Kirmes. Denn plötzlich ist es vorbei mit der automatischen Nahrungsversorgung, die Mutter könnte einen jederzeit im Stich lassen, und dann wäre man verloren. Also: Lieber mal lieb und niedlich lächeln, dann kümmert sich die Mutter aufopfernd, das haben wir also schon mal gelernt. Aber was, wenn sie nicht mehr in Sicht ist? Dann kommt Angst auf; wir schreien so lange, bis die Mutter, aufgeschreckt durch das Schreien, da ist und sich um das hilflose Neugeborene kümmert. Wie nützlich doch die Angst sein kann. Und schon hat unser Sicherungskasten die ersten wichtigen Erfahrungen gemacht und verschaltet die beteiligten Hirnzellen miteinander, die Angst werden wir nie wieder los. Und das ist auch gut so.

Im Laufe der vielen Milliarden Jahre hat die Evolution Tiere ohne Angst gnadenlos aussterben lassen. Wer keine Angst hatte, ist Risiken eingegangen, die unweigerlich zum Tode führten. Zumindest statistisch gesehen war das so; natürlich hat es immer wieder Ausnahmen gegeben: Tiere, die hohe Risiken eingegangen sind und diese meisterten. Und davon profitierten. Die große statistisch relevante Masse aber verreckte bitterlich, wenn sie auch nur ein minimal übertriebenes Risiko einging. Fühlt sich der Regenwurm zu wohl, kommt er auch bei Sonnenschein ans Tageslicht, und schon ist der Vogel da, pickt ihn auf, verleibt ihn sich ein. Dieser Wurm wird seine DNA nicht mehr weitergeben, denn er wird jetzt nur noch verdaut. Von wegen: No risk, no fun.

Wer sich aber des Risikos bewusst war, wer also Angst kannte, der überlebte und konnte demzufolge diese Eigenschaft an seine Nachkommen weitergeben – und ist unser und aller anderen Tiere Vorfahr. Und so kam es, dass sich über Tausende von Generationen in unserem Gehirn ein komplizierter Schaltkasten der Angst entwickelte. Die hauptsächlich beteiligten Sicherungen: Amygdala, Hypothalamus und präfrontaler Cortex. Die Tatsache, dass sämtliche (auch diese) Hirnregionen nichts anderes sind als perfektionistisch ausgebildete Enden der Nervenstränge, macht bei ihnen keinen Unterschied, weist ihnen ihre spezifische Rolle zu.

Die Amygdala nimmt in erster Linie Nervensignale entgegen und gibt diese weiter, sofern keine andere Hirnregion interveniert. Nimmt also das Auge den Bären wahr, der sich in großer Drohgebärde aufbäumt, sendet es ein entsprechendes Signal an die zentrale Nervenbahn, und die endet in der Amygdala, mitten im evolutionsgeschichtlich ältesten Teil unseres Gehirns. Die Amygdala ist sozusagen die Alarmzentrale. Und solange die Amygdala keine anders lautenden Informationen bekommt (woher auch?), tut sie, was sie seit Milliarden Jahren tut – sie alarmiert, schaltet auf Panik, ruft laut: »Hilfe, der Bär ist da, alles auf volle Alarmbereitschaft!« Erster Empfänger dieser Nachricht ist der Hypothalamus, die in direkter Nähe befindliche (und deshalb über wenige Nervenzellen erreichbare) benachbarte Hirnregion.

Und der Hypothalamus lässt sich nicht lumpen, er ist die Feuerwehr, gerät in Wallung, ruft aus: »Ach, du Scheiße, der Bär, volle Konzentration!«, und sendet diese Botschaft an das sympathische Nervensystem, dessen Chef er ist. Es läuft das genetische Programm »Alarm« ab. Mit den Folgen: Schwindel, dann Kopfdruck. Wenn das nicht hilft: Erhöhung der Atemfrequenz, dann: Erhöhung der Pulsfrequenz. Poch. Poch. Poch. Danach: Poch, poch, poch, poch. Dann: Pochpochpochpoch. Gleichzeitig regt der Sympathikus die Schweißbildung an. Dies geschieht über komplizierte neurochemische Prozesse mit zahllosen Botenstoffen und die durch sie ermöglichten elektrischen Impulse. Pochpochpoch. Schwitz. Pochpoch. Hilft auch das nicht, geht der Blutdruck in die Höhe. Jedes Pochen hat dann eine enorme Kraft, die sich niemals lange halten würde, dafür sind die Blutgefäße viel zu dünn. Pochpochpoch. Wummer. Pochpoch. Wummer. Pochpoch. Wummer.

Und dann? Was, wenn die Erregung nicht nachlässt, wenn der Bär immer bedrohlicher wird, sich riesengroß aufbäumt? Wenn mein Aktivierungssystem nicht ausreicht, auch wenn es noch so pocht und wummert? Wenn der Bär einfach nicht abhaut? Dann schalte ich auf Angriff. Alle

Systeme haben jetzt nur noch die Aufgabe, die letzten Reserven zu mobilisieren, mein Kreislauf pumpt den Sauerstoff in die Muskeln, den kleinen Rest ins Gehirn, viel ist das aber nicht mehr, und allein mein Sympathikus verbraucht das meiste, was für ein Teufelskreis.

Der Bär ist immer noch da, ist kein bisschen beeindruckt von meiner Abwehrreaktion, will mich fressen. Was jetzt? Alle Reserven sind aktiviert, mein Hypothalamus hat das sympathische Nervensystem aktiviert, Angriff ausgelöst – erfolglos. Als Nächstes aktiviert mein im Hirn gebahntes genetisches Programm die Flucht. Was, wenn das auch nicht hilft? Dann ist die letzte, wirklich allerletzte Reaktion die Starre, ich werde mich nicht mehr bewegen können, aber es wird mir auch nichts ausmachen, denn in meinem Kopf werden dann allerlei chemische Substanzen ausgeschüttet, die mir die Starre erträglich machen werden, wie Drogen zur rechten Zeit, wenn nichts mehr geht, gar nichts. Die Starre hilft mir entweder, nicht entdeckt zu werden (falls der Bär so blöd ist), oder die Schmerzen zu ertragen, wenn ich gefressen werde – die Schmerzen bis zur Bewusstlosigkeit; danach ist es egal, wenn man erst mal im Bär ist und verdaut wird.

Scheiß Bär.

Das alles läuft ohne Möglichkeit der Einflussnahme in unserem Gehirn ab, denn Amygdala und Hypothalamus sind dem Bewusstsein nicht zugänglich, sie tun einfach ihren Job, und das möglichst effizient. Viele Hunderttausend Jahre war dies der tierische Mechanismus der Angst, und er war nützlich, jedenfalls für alle außer dem Bären. Denn meistens halfen die ersten Phasen der Aktivierung: Schwindel (Alarmsignal), Atmung (Sauerstoffzufuhr), Puls (Sauerstoffverteilung), Schweiß (Wärmeregulation), Blutdruck (Aktivierung). Und wenn nicht: Angriff, Flucht, Starre. Aber was, wenn der Bär eine giftige Spinne war? Starre war dann die falsche Reaktion, denn dann war man verloren. Mit ein bisschen Vernunft hätte man die Spinne einfach totschlagen können, fertig. Anders als den Bären, denn der lässt sich nicht einfach so mit einem Pantoffel erledigen.

Der Mensch musste also unterscheiden können zwischen Bär und Spinne, zwischen angemessener Panik und übertriebener Starre. Nur mit Amygdala und Hypothalamus ausgestattet, ging das aber nicht. Denn die eine nahm die Angst nur entgegen, der andere verwaltete sie, niemand hat das alles mal bei Lichte betrachtet, es fehlte die vernünftige Instanz. Wie gut, dass sich im Laufe der Zeit alles weiterentwickelte, auch das Ende der Nervenbahnen. Nicht viel später waren die Individuen im Vorteil, die unterscheiden konnten zwischen Bär und Spinne, die wussten: Vor dem Bär muss man weglaufen, die Spinne muss man erschlagen, auch wenn beide gefährlich sind und man beiden nicht vertraut. Das ist ja gerade die Natur der Vernunft, unabhängig von Emotionen überlebensnotwendige Entscheidungen zu treffen. Es musste also eine Instanz her, die in der Lage war, zu bewerten, zu vergleichen, zu entscheiden und zu lernen. Die Antwort der Evolution auf diese Herausforderung war der präfrontale Cortex.

Dabei handelt es sich um ein Areal im Frontallappen des Gehirns, hinter unserer Stirn liegend. In ihm findet die Musterverarbeitung statt. Während der Hypothalamus im Akutfall also damit beschäftigt ist, das Alarmsystem zu aktivieren, nimmt sich der Cortex etwas Zeit und vergleicht, tut seinen Job, verarbeitet Muster; vergleicht das, was an Informationen aus der Amygdala kommt, mit ähnlichen Mustern, die er in der Vergangenheit abgelegt hat. Und so kann der Cortex zum Beispiel entscheiden: »Pah, eine Spinne, halb so wild, in unseren Breitengeraden gibt es überhaupt keine giftigen Spinnen, die sieht nur eklig aus.« Und diese Nachricht geht dann als Ergebnis der Bewertung zurück an die Amygdala, und die gibt dem Hypothalamus Bescheid: »Cool down, alter Junge, alles nicht so schlimm, Gefahr ist nicht gegeben.« Und so wird dann – nach dem ersten Schreck – langsam wieder alles runtergeregelt, der Puls wird langsamer, die Atmung normalisiert sich, alles geht zurück in den Ruhemodus. Solange dieser Mechanismus funktioniert.

Aber wehe, wenn nicht. Dann kann die ganze Maschinerie außer Rand und Band geraten, dazu muss nur ein bisschen was schiefgehen. Und schiefgehen kann so einiges, denn in Wahrheit ist das ganze System natürlich viel komplizierter – und je komplizierter ein System, desto fehleranfälliger; das ist in der Chemie des Gehirns nichts anderes als bei Software. Und dann wird aus dem gesunden, natürlichen und für das Überleben so wichtigen Angstreflex plötzlich eine pathologische Störung. Und die kann vielfältige Ausprägungen annehmen. Das geht los mit eher harmlosen Varianten wie eben der Angst vor Spinnen (Arachnophobie), die in unserem genetischen Erbe angelegt ist und bei dem einen oder anderen so stark ausgeprägt sein kann, dass er beim Anblick einer Spinne in sofortige Starre verfällt, und sei er noch so sehr um Rationalität bemüht, denn er weiß ja, dass nichts Schlimmes passiert.

Von derlei spezifischen Angststörungen gibt es so viele, wie sich die Fantasie des Menschen überhaupt nur vorstellen kann. Es ist noch gar nicht so lange her, da hörte ich eines jener legendären Interviews von Jörg Thadeusz in der Sendung »Die Profis« auf *radioeins* mit einem Angstforscher. Damals war ich weit davon entfernt, mir vorstellen zu können, was krankhafte Angst bedeutet. Umso amüsierter war ich, zu erfahren, dass es Leute gibt mit einer ausgeprägten Angst, von einer Ente beobachtet zu werden (Anatidenphobie). Wie absurd. Oder auch: die Angst vor Knöpfen (Koumpounophobie). Man würde es nicht glauben, hätte man nicht eine Nachbarin wie ich, die genau darunter leidet. Derlei Ängste lassen sich womöglich noch halbwegs gut vermeiden. Spinnen finden sich – jedenfalls in Berlin – seltener in Wohnungen, die höher liegen. Darüber hinaus kann man in der Stadt Enten recht gut aus dem Weg gehen, außer beim Chinesen, aber da beobachten sie einen nicht mehr. Knöpfen auszuweichen ist da schon etwas schwieriger; wohl dem, der mit kleinen Hemdknöpfen noch klarkommt, denn die großen, meist an lilafarbenen Strickjacken befestigt, haben ihren modischen Zenit seit einiger Zeit überschritten und sind deshalb kaum noch störend anzutreffen.

Dennoch: Eine Phobie ist eine Phobie und subjektiv immer höchst bedrohlich und ebenso unerträglich, so merkwürdig uns die eine oder andere Variante auch erscheinen mag. Und es macht die Sache nicht leichter, zu wissen, vor was man Angst hat, denn Angst ist Angst. Und bleibt Angst, egal, wie skurril uns der Auslöser erscheint.

Generalisierte Angststörungen und Panikstörungen hingegen verschleiern den Auslöser, er ist nicht mal zuzuordnen. Die Angst kommt und geht, manchmal geht sie eben auch nicht so schnell. Von jetzt auf gleich ereilt den Betroffenen erst Schwindel, dann Kopfdruck, dann Unruhe. Die Unruhe steigert sich, wird zur Angst, die Angst wird zur Panik. Einfach so, anscheinend. Der Cortex ist wie ausgeschaltet, jedenfalls unfähig, der Angst die rationalen Schranken zu weisen, wie es seine Aufgabe wäre. Der Hypothalamus kann in diesem Zustand noch so durchdrehen: Es fehlt die Instanz, die den Horror runterregelt. Ohne ernsthafte Not und ohne erkennbaren Auslöser ist der Patient gefangen in der Unruhe, der Aufregung, der Angst, der Panik. Das kann so weit gehen, dass er sich nicht mehr mit anderen Lebewesen, vor allem Menschen, auseinandersetzen kann, weil er ihnen misstraut, sich stets bedroht fühlt. Soziale Phobie nennt man das, viel schlimmer kann es nicht mehr kommen.

Das letzte Stadium ist die Agoraphobie, bei der sich der Betroffene nicht mehr traut, seine Wohnung zu verlassen und hinter allem und jedem eine Bedrohung vermutet. Er kann sogar wissen, dass rational keine Gefahr da ist – das Gefühl ist das Gefühl und hat nichts mit Vernunft zu tun: Er wird panisch und kann nichts dagegen unternehmen. Wenn er Glück hat, bringt ihm ein letzter Vertrauter etwas zu essen.

Was tun? Natürlich gibt es Medikamente, die auf der untersten (unbewussten) Ebene helfen, auf der Achse Amygdala – Hypothalamus. Benzodiazepine (oder, nach dem alten, aus den frühen Sechzigern stammenden Markennamen: Valium) regeln den Kreislauf der Panik erst mal runter, sorgen für subjektive Entlastung, sogar Entspannung. Die Symptome gehen zurück, die Atmung wird normal, der Puls deutlich langsamer, man fühlt sich ruhig. Und entspannt. Und gut. Leider haben Benzodiazepine zwei kleine Schönheitsfehler: Zum einen ist ihre Wirkung zeitlich beschränkt, und wie nach einer durchsoffenen Nacht folgt bald die Ernüchterung, nur viel schneller. Zum anderen ist das Suchtpotenzial enorm. Schon wenige Einnahmen können reichen, und der Patient hat zwar keine fühlbare Angststörung mehr, aber ein echtes Suchtproblem. Derlei Notnagel helfen nur ganz kurz und in sehr extremen Fällen. Finger weg!

Und dann wäre da noch die zweite, dem Bewusstsein zugängliche, rationale und bewertende Ebene, nämlich die des präfrontalen Cortex. Abgesehen von wenigen im genetischen Programm abgelegten Ängsten (dazu gehören Knöpfe eher nicht), die in der unbewussten Ebene ablaufen, haben die meisten Angststörungen hier ihren Auslöser, wie auch immer der aussehen mag. Je nachdem, zu welcher Bewertung der Cortex kommt, lässt er die Angstspirale weiterdrehen oder regelt sie herunter – indem er der Amygdala Entwarnung gibt. Aber wie kommt er zu der alles entscheidenden Bewertung?

Vor allem durch Mustervergleich. Kommt aus der Amygdala das Muster »Bär«, vergleicht der Cortex dieses Muster mit den gespeicherten Informationen, die sich im Laufe des Lebens angesammelt haben. Findet sich darin eine lebensbedrohliche Auseinandersetzung mit einem Bären (was bei mitteleuropäischen Zeitgenossen im Großen und Ganzen eher ungewöhnlich wäre), lautet die Bewertung: »Alarm!«. Wird dagegen eher das niedliche Bärenbaby aus dem Zoo assoziiert, ist die Antwort: »Abregen, entspannen, gern haben!«. Das klingt einfach. Nur geht es bei einer unspezifischen Panikstörung gar nicht um so konkrete Bedrohungspotenziale wie Bären. Welches Muster ist es also, das sich da in mir abspielt? Und wieso fällt es auf so fruchtbaren Boden?

Das muss ich herausfinden. Deshalb bin ich hier.

## URSACHENFORSCHUNG

Heute bin ich dran.

– Wollen Sie denn mal erzählen, wieso Sie hier sind?

Büttner setzt diesen Blick auf. Dabei senkt er den Kopf stets nur genau so wenig, dass er über den oberen Rand seiner Brille gerade hinwegsehen kann – aber auch nur, wenn er dabei die Augen weit aufreißt, als wolle er mal genau nachzählen, wie viele Sorgenfalten sich in meine Stirn gegraben haben. Demnächst werde ich die Abläufe hier so weit verstanden haben, dass mir bekannt sein wird, wie die Therapeuten sich auf dem Laufenden halten. Jeden Mittag um eins, also wenn unsereins sich beim Body Scan entspannt und dabei gemächlich durch seinen Körper schreitet, treffen sich die Therapeuten, um die einzelnen Patienten durchzusprechen. Genau genommen nehmen dabei nicht nur die Therapeuten teil, sondern auch ein Vertreter des Pflegepersonals sowie einer der Ärzteschaft und sogar je ein Delegierter der Speisesaal-Bedienung, des Reinigungspersonals und der Physiotherapeuten. Man will hier alle Aspekte beleuchten, und dazu gehört eben auch, dass man Auffälligkeiten beim Essen bespricht (wenn zum Beispiel jemand grundsätzlich alles zurückgehen lässt oder nach dem Essen auffällig schnell und zuverlässig auf dem Klo verschwindet) oder solche auf dem Zimmer (die in der Klospülung versteckte Flasche Schnaps kommt eben tatsächlich vor). Aber viel wichtiger sind natürlich die Aspekte, die sich aus den normalen Therapiestunden ergeben. Man durchläuft hier als Patient eine Berg-und-Tal-Fahrt der Gefühle, und da ist es wichtig, dass alle Beteiligten wissen, wo der Patient gerade steht und was die aktuellen Themen sind.

Da kommen also ziemlich viele Leute zusammen, jeden Mittag; nicht nur unter uns Patienten (zur Entspannung), sondern auch beim Personal (zur Abstimmung), und deshalb sind die Gruppen A bis D sowie E bis G jeweils zu einem Bereich zusammengefasst, und es gibt entsprechende Zusammenkünfte der Bereichstherapeuten, sonst würde man nicht täglich über jeden Patienten alle wesentlichen Informationen austauschen können. Wäre mir das alles jetzt schon klar, dann wüsste ich auch, dass Büttner natürlich längst bekannt ist, warum ich hier bin, und dass seine Frage demnach vor allem der Gesprächsdramaturgie dient. Weiß ich aber nicht.

– Na ja, wie ich schon sagte: Ich habe eine Angststörung, und ich bin hier, um sie loszuwerden.

Büttner blickt starr über seine Brille, mit unverändert aufgerissenen Augen. Seinen körperlichen Schwerpunkt hat er mittlerweile auf die rechte Armlehne seines Stuhls verlagert, in meine Richtung. So signalisiert er mir, dass ich weiterhin dran bin.

– Ja, Herr Büttner, was soll ich sagen? So ist das, und ich fühle mich gar nicht wohl dabei, wollen Sie noch mehr wissen? Über mich?

Büttner nickt mit weiterhin aufgerissenen Augen heftig und kurz auf und ab. Sagt nichts. Ich weiß ja schon, dass ich dran bin. Also gut. Ich erzähle also von mir und meinem Werdegang des Wahnsinns, vom Weg in den Abgrund, bis hierher.

– Wenn Sie »Angststörung« sagen, fühlen Sie sich dabei besser, als wenn Sie »Depression« sagen müssten?

Ich bin erst mal irritiert. Äähhh – was ist das für eine Frage! Wozu ist das bedeutend? Das wäre ja, wie wenn einer mich fragte, ob mir Angststörung lieber sei als Herzschleimbeutelentzündung. Denke ich. Sage:

– Nein, dabei fühle ich mich so, als wenn ich »Angststörung« sagen würde, kein bisschen anders. Sollte ich?

Büttner bewegt sich, rutscht auf seinem Stuhl rum, zentriert sich, steckt die Hände flach zwischen die Oberschenkel, schaut mich über den Brillenrand an.

– Sie sollen gar nichts, jedenfalls nicht hier: Sie können. Na-ah, es könnte ja sein, dass sich hinter Ihrer Angst eine ausgewachsene Depression versteckt. So was gibt es. Aber das muss auch nicht sein, nur so eine Idee.

»Na-ah« – wie ich diesen Laut verinnerlichen werde über die nächsten Wochen. Immer wenn Büttner etwas füllen, rechtfertigen, erklären oder schlicht betonen möchte: Er wird »na-ah« herauslassen. Na-ah. Ich bin jedenfalls irritiert, schon wieder. Ich habe mich damit abgefunden, dass Burnout eine nutzlose Diagnose ist, aber eine veritable Angststörung ist doch wohl schon ganz angemessen, wieso soll mir jetzt noch eine Depression eingeredet werden? Nur weil ich hier und da mal – in wenigen kurzen Momenten – depressive Gedanken hatte? Da muss man ja mal die Kirche im Dorf lassen, was hat er denn, der Büttner?

– Aha. Äähhmm. Ah,

höre ich mich murmeln und bin enttäuscht. Von mir. Ich habe aber auch keine Idee, was ich Büttner entgegnen soll, denn er ist einfach mal besser im Thema.

– Das ist auch erst mal egal, Herr Striemer. Erzählen Sie uns was von sich, aus Ihrem Lebenslauf. Was machen Sie?

Damit komme ich viel besser klar und kann mich ausbreiten. Erzähle meine Geschichte, soweit sie mir bisher im Bewusstsein ist, meine vorläufig ganze Geschichte, bis zu der Firma. Und darüber hinaus, bis jetzt. Das Ganze dauert nicht allzu lange, ich nehme mir maximal 20 Minuten, inklusive Zwischenfragen von Herrn Büttner. Und von Heike. Sie will wissen, wie sich meine Panikattacken äußern, und hat die eine oder andere Rückfrage zu meiner Biografie, die ich mehr schlecht als recht beantworten kann. Heike litt selbst unter einer starken Angststörung, hatte eine schlimme Panikattacke vor ein paar Monaten, in Schweden, wo sie es sich schön machen wollte, in einem Ferienhaus am See, und wo sie abgeholt werden musste, denn allein hätte sie sich nichts mehr getraut, schon gar nicht Autofahren. Ich beantworte Heikes Fragen und erzähle dabei mehr von mir. Mike starrt auf den Boden. Thorsten (der Dackelblick) schaut mich oder irgendwas direkt links neben mir an. Oder rechts. Jürgen schaut in die Luft, hoch, dann, als es ruhiger wird, runter; dann zu mir. Lächelt.

– Cool, ein echter Vorstand aus einer richtigen Börsenfirma. Hier unter uns. Hier voll unter uns. Mann, ich fasse's nicht. Voll der Börsenfirmavorstand!

Ich würde jetzt gern mit meinem Hund einen Spaziergang durch den Kiefernwald machen und ihm beibringen, wie man dem Herrchen das Stöckchen zurückbringt. Man zeigt dem Hund das Stöckchen, sagt irgendwas, in dem der Hundename vorkommt, spuckt auf das Stöckchen und wirft es weit, weit weg. Der Hund rennt sofort los. Allerdings habe ich gar keinen Hund. Und wenn ich einen hätte, dann wäre er das Gegenteil von Jürgen mit der Douglas-Tüte. Der ist nämlich mindestens (oder auch fast) so groß wie ich, eine Spur älter, und hat eben eine Douglas-Tüte. Das will man doch nicht als Hund.

Als Patient macht Jürgen allerdings eine gute Figur. Ich habe Respekt vor ihm. Gestern habe ich gelernt, dass Jürgen Filialleiter ist, in vier Billig-Backläden; seine Filialen befinden sich im Münchner Raum, was schon an sich ein großes Zugeständnis ist an seine Frau, denn Jürgen kommt aus der Gegend hier in Brandenburg, er liebt den Sand und die Kiefern, und seine Frau aus Bayern. Seit fast 30 Jahren sind die beiden zusammen, also mehr als das halbe Leben, Jürgen wird fünfzig, demnächst. Irgendwann konnte er nicht mehr in die Bäckerläden gehen, war einfach nicht in der Lage, seinen Tag durchzustehen, wurde schwer depressiv; alles, auch seine glückliche Ehe, schien sinnlos. Dabei macht Jürgen zumindest seit meiner Ankunft einen recht gelösten, fast lustigen Eindruck. Unlängst hat er gestanden, dass er hier vor ein paar Tagen mitten in der Nacht gegrillt hat, wer weiß, mit wem, der Schwerenöter. Immer gut gelaunt, bestens. Woran das liegt, werde ich bald erfahren. Einstweilen stehe erst mal ich im Mittelpunkt, erzähle mehr von meiner Arbeit, meiner Vergangenheit, von den aktuellen Themen in der Einzeltherapie mit Frau Wiechert. Allzu zimperlich sollte man nicht mit sich sein in so einer Therapiegruppe. Ich gebe hier sehr viel von mir preis, so wie die anderen auch. Wir alle befinden uns in einer Notlage, da ist man nicht allzu penibel, was die Offenlegung seines Innersten angeht. Herr Büttner zeigt Gnade und schwenkt zu Martin.

– Was halten Sie von dem, was Herr Striemer da erlebt hat?

– Tja, in Wirklichkeit kann ich mir das schwer vorstellen, wie es ist, 24 Stunden am Tag Angst und Panik zu spüren. Aber es muss sicher die Hölle sein, irgendwie. Schon merkwürdig, wie unterschiedlich es einen erwischen kann. Wenn ich ehrlich bin, ganz, ganz ehrlich, habe ich eben gedacht, dass es doch besser sein muss, Angst zu haben, als einsam zu sein und depressiv. Schon klar, dass das eine ziemlich egozentrische Auffassung ist. Schon klar.

– Na-ah. Sie dürfen egozentrisch sein. Und schon erst recht in Ihren Gedanken. Sie sind ja hier, um sich zu helfen, nicht Herrn Striemer.

– Trotzdem. Ja – wahrscheinlich haben Sie recht. Mir sind halt Gefühle generell fremd, irgendwie. Außer das Gefühl des Nichts, der Leere, der Einsamkeit.

Nach dem Tod seiner Frau hatte Martin Freundinnen, in der Krise schon und auch danach; und immer mal wieder. Nur blieb eben keine, wegen seiner emotionalen Kälte ihnen gegenüber, so hat er immer wieder gehört, und man glaubt es. Nicht etwa, dass Martin ein unsympathischer Kerl wäre, nein, ganz und gar nicht. Er sucht Nähe, auch meine – das kann auch schon mal etwas zu viel sein, aber es kommt nicht gefühlskalt daher. Und doch: Am Ende zählen bei Martin Gefühle nur so lange, bis Fakten da sind. Und Regeln. Regeln sind zu befolgen, Gesetze sowieso. Und die erste Regel in einer Beziehung lautet, dass man treu ist, das sowieso. Und eine Heirat plant, im besten Fall. Und dann eben für immer zusammenbleibt, bis zum Schluss. Davon abzuweichen ist ein Regelverstoß, und das macht Martin wahnsinnig, buchstäblich. Er kann nicht verstehen, dass man ihm emotionale Kälte vorwirft, er hat doch nichts Böses getan. Er hat doch immer das gemacht, was man von ihm verlangen kann, erst als Ehemann, dann als Beamter. Und Vater. Viel wissen wir noch nicht über Martins Kinder, er blendet diesen Teil aus, und das fällt mir auch nur deshalb auf, weil ich Martin nun seit einer Woche kenne und erst durch eine Frage von Büttner überhaupt davon erfahre, dass Martin Kinder hat.

– Wie ist es denn, wenn Sie mit Ihren Kindern zusammen sind? Fühlen Sie da nichts?

– Kindern?

Martin überlegt tatsächlich.

– Ach so. Doch, schon, aber das ist ja was anderes.
Büttner macht den Blick.
– Inwiefern?
– Ach, das ... das ... können wir ja ein andermal ...
Büttner macht immer noch den Blick.
– Natürlich, wenn Sie mögen, können wir das ein andermal.

Komisch. Warum hat er das ausgeblendet? Wir haben uns in der Sauna über das Leben, die Liebe, den Sex und das Wohlergehen unterhalten und sind nackt zum See gelaufen; er hat mir beim Frühstück, beim Mittag, beim Abendessen von seinem Beruf, seiner Ehe, seiner Vergangenheit erzählt. Wieso lässt man da Kinder aus? Ich denke nach, ob ich auch irgendwas ausgelassen habe, kann aber ziemlich sicher sagen, dass das nicht der Fall ist. Natürlich ist bei mir auch weniger zu erzählen, ich habe weder Kinder noch bin ich verheiratet (gewesen). Und ich lebe allein, pflege Freundschaften und meine Beziehung mit Christian. Das alles habe ich Martin erzählt, und wenn die Dinge anders wären, würde ich es doch sagen, oder? Zumindest hier, im Wald.

Büttner beendet die Gruppentherapie, und wir verabschieden uns alle voneinander bis später, beim Sport. Ich nehme vorerst meinen Platz in der Saftbar ein und schaue raus. Alle wechseln, manche hastig – weil sie noch eine Zigarette rauchen wollen, bevor die nächste Stunde losgeht. Ich denke noch über Martin nach. Komischer Kauz.

Frau Wiechert und ich arbeiten an meinem emotionalen Relief.

Frau Tornow arbeitet an meinem musculus supraspinatus.

Die Klinikküche arbeitet an meinem Gewicht.

Ich arbeite an meinem Speckstein.

Christiane arbeitet an meinem schlechten Gewissen. Sie ruft an diesem Nachmittag wieder und wieder an, zu Recht, denn ich habe mich jetzt zwei Tage nicht gemeldet, und wenn der Bruder schon in der Klapsmühle ist, kann er ja wenigstens mal anrufen. Recht hat sie. Mache ich dann am Abend. Bestimmt. Jetzt muss ich zum Sport. Also schnell umziehen, dann runter in die Turnhalle. Heute wird Federball gespielt, im Rundlaufverfahren. Alle fünf Minuten bewegen wir uns um eine Position nach rechts, die gegenüberliegenden Partner auch. Am Rand der Halle wechselt man auf die Gegenseite. Gespielt wird eins gegen eins, fünf Minuten lang, dann Wechsel. So spielt jeder gegen jeden. Außer gegen Thorsten, der sitzt auf der Bank und schaut hoch in die Luft. Die Körpertherapeutin fragt, wieso. Antwort: Thorsten sieht nichts. Oder zumindest kaum etwas, erst recht nicht bei diesem grellen Turnhallenlicht. Thorsten, so lernen wir bei dieser Gelegenheit, hat eine massive Sehschwäche, von Geburt an, er sieht einfach kaum etwas, schon gar keine filigranen Federbälle vor greller Neonbeleuchtung.

Oh Mann, habe ich ein schlechtes Gewissen! Hätte ich das ahnen können? Vielleicht, denn Thorstens Blick ist einfach zu … anders. Er sieht nett aus mit diesem Dackelblick. Aber es ist nun mal kein Dackelblick, sondern eine schlimme Augenkrankheit. Schon als kleiner Junge hat Thorsten beim Turnen auf der Bank gesessen, denn er konnte nirgends richtig mitmachen. Seine Mutter hat ihn damals sogar extra im Turnverein angemeldet, auf ihn eingeredet, beim Fußballspielen mit den Jungs auf dem Hof mitzumachen. Es ging aber nicht. Oder wäre es doch gegangen? Sein ganzes Leben hat Thorsten sich diese Frage gestellt: Habe ich meine Jugend weggeworfen, weil ich ein Angsthase war? Zu sehr mit meiner Behinderung beschäftigt? In der

Phase, in der sich wesentliche, dauerhaft prägende neuronale Verschaltungen im Gehirn bahnen, hat Thorsten unter Selbstzweifeln gelitten. In seinem Schaltkasten hat sich vor allem das Muster der Minderwertigkeitsempfindung durchgesetzt. Nun sitzt er da, auf der Bank – während wir freudig wie junge Hunde umherlaufen und Ball spielen. Armer Kerl.

Nach einer Stunde fühle ich mich noch nicht so richtig ausgelastet, irgendwie bin ich noch nicht fertig mit mir heute. Ich gehe in den MTT-Raum und stelle mich auf das Laufband, schalte ein, drehe auf, laufe in angenehmer Dauerlaufgeschwindigkeit. Nach und nach komme ich auf Temperatur und fühle, wie gut mir die Bewegung tut, schalte hoch, schneller, noch etwas schneller. Los, Mann, lauf! Mein Puls kommt auf Touren, 120, 130, 140, 150, es pocht immer schneller, meine Beine machen mit und rennen schnell und präzise wie eine Maschine. Alles will aus mir raus. Der Schweiß läuft an meinem Körper herunter, es wird wärmer und wärmer hier drin, das Laufband kann noch schneller, ich auch. Wollen doch mal sehen. Es läuft nur so aus mir heraus, eine halbe Stunde, eine ganze Stunde, ich zerfließe. Ich schalte runter, schalte ab. Draußen ist es dunkel. Ich humpele rüber in mein Zimmer und stelle mich unter die heiße Dusche. Das Wasser prasselt auf meinen Kopf, das ist angenehm – nimmt alles mit, den Schweiß, die Anstrengung, alles; läuft an meinem Körper herunter, warm und weich, sanft; vermischt sich mit der Seife, schäumt, läuft schäumend an mir herunter, nimmt alles mit, in den Ausguss, durch das Fallrohr, runter in die stinkende Kloake. Hier oben ist davon nichts zu riechen und zu sehen, hier ist es jetzt warm und weich und sanft.

Nach dem Abendessen beschließe ich, noch einen kurzen Gang zum See zu machen, und packe mich warm ein, denn mittlerweile ist es kühler geworden, jetzt, Anfang Dezember. Ich schlage also meine Kapuze über den Kopf, denke mal wieder daran, jetzt aber bald eine Winterjacke zu besorgen, und gehe los. Auf dem Steg ist es einsam. Ich setze mich auf die Bank, aber nicht lange, denn es ist dann doch zu kalt. Es plätschert nur leise, die Nacht ist windstill. Am gegenüberliegenden Ufer geht eine Ente zu Wasser und quittiert ihre Handlung mit einem kurzen Quaken, danach wieder Stille. Ich höre mir die Stille an. Quak. Plätscher. Dann wieder Stille. Ein Ast knackt über mir im Wald. Ist das unheimlich? Die Wipfel der Kiefern rauschen nur ganz leise. Es knackt wieder, knack, knack. Es ist nun Herbst, wenn auch spät in diesem Jahr. Die eben noch saftig grünen Zweige werden langsam leer und hartleibig, und einige werden morsch – und knacken, bevor sie sich verabschieden und auf den Waldboden gleiten, auf dem sie noch ein paar Jahrzehnte liegen, bevor sie sich irgendwann auflösen werden, für immer.

Ich schleppe mich hoch, zum Klinikgelände, meine Beine machen gerad noch so mit, sie werden langsam müde. Ein Früchtetee wäre doch schön, denke ich, und erschrecke vor mir selbst. Vor ein paar Wochen hätte ich zu dieser Gelegenheit eher ein Gläschen Barolo, vielleicht auch einen Grappa, zu mir genommen. Jetzt wünsche ich mir einen Früchtetee. Also gehe ich am jetzt dunklen und einsamen Speisesaal vorbei, um mir so einen Früchtetee zuzubereiten. Der Automat stellt heißes Wasser her, das hört man, es brodelt und zischt und dampft. Ich schaue derweil raus auf den dunkel schimmernden See, in dem sich der Mond spiegelt, schaue durch die großen Panoramafenster; mein Blick schweift ruhig von rechts nach links und bleibt hängen, an einem Hinterkopf.

– Setz dich doch. Kannst deinen Tee auch hier trinken.

Stimmt. Ich nehme meinen Tee und trage ihn zum Fenster, Richtung Hinterkopf; nehme Platz, schaue raus auf den See, schlürfe etwas von dem heißen Tee.

– Hast dich bestimmt gefragt, wieso ich dir noch nichts von meinem Sohn erzählt habe, oder?

Martins Stimme ist fest, klar, gefasst. Er schaut weiter raus auf den See. Da draußen hört man das Gekicher von zwei oder drei Bekloppten, die offenbar aus der Sauna kommen und runter zum See laufen. Auf halbem Weg lassen sie ihre Badelatschen und -mäntel fallen und springen mit lautem Gejauchze ins kalte Nass. Platsch. Gekreische, Lachen.

– Sohn? Tochter? Ja, stimmt, du hast nichts von deinen Kindern erzählt. Macht aber nichts, das ist deine Sache, das geht mich nichts an.

Ich schlürfe Tee.

– Mein Sohn ist meine Tochter. Es gibt nur eine. Oder einen, je nachdem.

Draußen kichern und kreischen sie weiter. Es klatscht laut, wenn wieder jemand in den See springt, und alle anderen rufen ein lautes Willkommen. Die Fenstergläser dämpfen den Schall so gut wie gar nicht.

– Erzähl.

– Viel zu erzählen gibt es nicht. Vor einem Jahr, so ungefähr, besuchte mich meine Tochter, und wir verbrachten ein langes Wochenende in Zwickau beziehungsweise in der Umgebung, im Vogtland. Alles war gut, wir haben uns endlich mal wieder gesehen, nach all den Jahren, schließlich ist meine Ehe ja schon seit 13 Jahren geschieden, und Tina und ich haben uns seitdem vielleicht acht oder neun Mal gesehen. Aber wir haben uns geschrieben, sehr zuverlässig über all die Jahre. Ich wusste also immer, wie es ihr geht und was sie macht. Ich habe sie zum Bahnhof gebracht, an diesem Sonntag. Der Zug fuhr ein, und Tina hat mir einen Brief in die Hand gedrückt, mich angeschaut aus ihren grünen Augen und genickt.

– Was stand drin?

– Der Zug fuhr aus dem Bahnhof aus, und ich bin erst mal ins Auto gestiegen, hab Gas gegeben, bin eine große Runde um die Stadt gefahren, nein, gar nicht, nur eine Dreiviertelrunde. Am Schwanenteich bin ich dann in die Stadt rein, nach Hause, hab den Brief schon auf der Treppe geöffnet. Sie wollte ein Mann werden. Und konnte mir das an dem ganzen Wochenende nicht sagen. Warum nur? Ich weiß es nicht. Sag mal, warum? Warum hat sie es mir nicht gesagt, sondern einen Brief geschrieben?

– Was glaubst du?

– Keine Ahnung, vielleicht hat sie gedacht, dass ich damit nicht klarkommen würde.

– Kommst du damit klar?

– Jetzt schon, glaube ich. Anfangs nicht, bin verzweifelt an der Frage, wieso man so etwas will, wieso kann man nicht so sein, wie man eben ist?

– Du meinst, sich an die gottgegebenen Regeln des Lebens halten?

– Jaja, ich weiß schon, du hältst mich für spießig und gefühlskalt. Aber ja, Regeln sind doch dazu da, sie einzuhalten, auch die des Lebens. Was soll's, ich kann es sowieso nicht ändern, sie ist volljährig und kann machen, was sie will.

– Hilf ihr dabei! Ich weiß nicht, ob »wollen« bei so was überhaupt der richtige Begriff ist. Jedenfalls wird ihr die Entscheidung ohnehin extrem schwergefallen sein, und dass sie dich lieber schriftlich informiert, zeigt ja auch, dass sie mit sich hadert. Er. Das ist keine Sache, die man mit dem Verstand erledigt.

– Ja. Stimmt vermutlich. Bestimmt. Stimmt bestimmt.

Ich muss gähnen und stecke Martin damit an. Wir räumen auf und verabschieden uns, bis morgen, zum Frühstück. Ich frage mich, warum er wohl so geworden ist. Die Sache mit seiner Tochter wird er demnächst auch in der Gruppe erzählen, und ich werde dabei den Eindruck haben, als sei er schon etwas mehr im Reinen mit sich und der Vorstellung, dass seine Tochter sein Sohn werden will. Könnte ja sein, werde ich denken, dass unser Gespräch ein kleines bisschen dazu beigetragen hat, so etwas völlig Unvernünftiges zu akzeptieren. Ein kleines Puzzlestück in Martins Relief wird sichtbar. Spannend, das hier alles.

Ich erzähle noch Christiane am Telefon von der Geschichte mit Martin. Sie will wissen, wie ich selbst weiterkomme und wie es mir geht. Darüber muss ich kurz nachdenken. Seitdem ich hier bin, geht es mir besser, so viel muss man sagen. Panikattacken habe ich eigentlich keine mehr, manchmal mischt sich eine starke Unruhe in meine Waldgefühlswelt, aber ich bilde mir ein, dass es weniger wird. Das ist der Krokowski-Moment. Es geht mir besser, aber vermutlich würde ich ziemlich schnell einen Rückfall erleiden, wenn ich jetzt wieder in meinen Job zurückginge. Ich habe die Ursache noch nicht gefunden. Hier im Wald wird alles getan, die Symptome schnellstmöglich in den Griff zu bekommen. Das fühlt sich gut an. Aber es reicht nicht aus, so viel ist klar. Ich werde weiterarbeiten müssen, um zu verstehen. Was ist es bei mir? Ich lasse mir Zeit. Ich habe jetzt Zeit, ich bin raus.

Es war tiefe Nacht. Von draußen drang kein Geräusch hinein, obwohl das Fenster halb offen stand, jetzt im Hochsommer. Vom angrenzenden Kornfeld wehte ein schwaches Lüftchen herüber, kaum zu hören, nur zu spüren, weil dadurch die heiße Sommerluft etwas heruntergekühlt wurde. Fast ein bisschen zu weit herunter. Von irgendwoher waren leise Stimmen zu vernehmen, unverständlich und weit weg, aber doch laut genug, um den Jungen zu wecken. Es war stockfinster, denn die Tür war geschlossen, sodass kein Licht durch sie eindringen konnte. Von draußen auch kein einziges Licht; die Nacht war bedeckt, kein Mond war zu sehen und keine Sterne funkelten. Wahrscheinlich funkelten sie sogar, da oben, aber man sah sie nicht unter der dicken Wolkendecke, die das letzte Gewitter zurückgelassen hatte. Nicht mal wenn man rausgeschaut hätte, hoch zum Himmel, hätte man irgendetwas funkeln sehen. Dunkelheit. Stille.

Stimmen. Der Junge wurde wach, weil er Stimmen hörte. Aber er wurde nur langsam wach, die Nacht war noch nicht allzu fortgeschritten, vielleicht war es drei oder vier Uhr, normalerweise hätte er noch eine Zeit lang tief und ruhig schlafen können. Er versuchte die Stimmen zu ignorieren, drehte sich um, nahm seine Decke zwischen die Beine und kuschelte sich noch mal ein. Er schloss die Augen und versuchte zu schlafen. Aber die Stimmen waren immer noch da, ließen ihn nicht weiterschlafen. Also drehte er sich noch mal um, auf die andere Seite, vielleicht war es nur ein Traum, mal versuchen. Nein, kein Traum, wahrscheinlich. Woher weiß man überhaupt, ob man träumt oder wach ist? Wie oft hatte der Junge geträumt, dass er sich die Frage stellt, ob er träumt. Und immer hatte er sich geantwortet, dass er natürlich wach sei. Bis er tatsächlich wach wurde und realisieren musste, dass er geträumt hatte. Also was deutete darauf hin, dass er diesmal wirklich wach sein sollte? Wahrscheinlich war es wie immer, und er würde bald feststellen, dass er nur geträumt hatte. Er drehte sich noch mal um, hörte seinen Vater sprechen. Und seine Schwester weinen.

Oder hatte er sich vielleicht nur geirrt und irgendwelchen Geräuschen und Stimmen eine Bedeutung zugewiesen, obwohl in Wirklichkeit gar nichts gewesen war? Der Junge gewann langsam Bewusstsein; langsam, aber stetig; wusste jetzt, wo er war, wer er war; wusste, dass er wirklich seinen Vater sprechen gehört hatte und seine Schwester weinen. Es war also so weit.

Vor ein paar Wochen war der Junge elf Jahre alt geworden, er hatte Freunde einladen dürfen, Tante Ruth hatte für das »Männken« eine kleine Party organisiert, so wie man das für Kinder in seinem Alter machte, mit Negerküssen und Luftballons. So durfte man damals noch sagen. Die Nachbarsjungen waren gekommen – und die Nachbarsmädchen, damals hatte der Unterschied noch keine Welten bewegt. Und ein paar Schulkameraden, nicht viele, aber die wichtigsten. Alle durften im Garten herumlaufen, wieder reinrennen, ohne die Schuhe abzutreten, und wieder raus. Tante Ruth hatte mindestens so viel Spaß wie die Geburtstagsgäste. Der Junge auch. Einer seiner Schulkameraden wollte wissen:

– Wo ist deine Mutter?

– Im Krankenhaus.

– Seit wann?

– Weiß nicht, schon lange. Ein paar Jahre vielleicht.

– Besuchst du sie?

– Klar, was denn sonst? Komm, wir gehen raus, zum Kuchen. Bevor die fette Ute alles aufgefressen hat!

Der Junge hatte gelacht und war herausgesprungen. Jetzt lag er im Bett und hörte Stimmen. Sie kamen von unten, aus dem Wohnzimmer. Er legte die Decke beiseite und richtete sich langsam auf, merkte erst jetzt, dass die Schwester die Tür angelehnt gelassen hatte, aber so, dass kein Licht durchschimmern konnte. Ihr Bett war leer. Seitdem Tante Ruth sich abwechselnd mit den anderen Tanten und Omas um den Jungen und seine Schwester kümmerte, schliefen die beiden in einem Zimmer, dem der Schwester. Es gab dort ein zweites Schrankbett, warum auch immer die Eltern vor ein paar Jahren der Meinung waren, dass man so etwas braucht. Jetzt brauchte man es. Der Junge ging leise und langsam die gewundene Treppe hinunter; er wusste genau, auf welcher Stufe welches knarrende Geräusch ertönen würde. Er versuchte, die Geräusche zu vermeiden, wollte sich nicht ankündigen, wollte nicht, dass alle aufmerksam wurden und er im Mittelpunkt stand. Und er würde im Mittelpunkt gestanden haben. Denn er war der Kleinste.

Vor fünf Jahren war die Familie in dieses Haus gezogen. Damals war es der große Traum des Vaters und der Mutter gewesen: ein Einfamilienhaus am Rande der Stadt; buchstäblich, denn bis zur Stadtgrenze waren es nur 100 Meter gewesen und dahinter: Feld, Wald und wieder Feld. Es war nicht besonders groß gewesen, das neue Eigenheim, aber es war das eigene Haus. Die Familie war damals, vor fünf Jahren, bereit, hierherzuziehen, weil es billiges Bauland gab.

Der Norden des Ruhrgebiets war schon zu dieser Zeit problematisch; Land war günstig zu kriegen. Beim Hausbau halfen alle mit, die irgendwas beitragen konnten; Schwager Niederhagemann legte die gesamte Elektrik. Noch lange hatte die Familie nach dem Einzug durch Schlamm waten müssen, über Bretter balancierend, aber die Elektrik würde noch Jahrzehnte halten, ohne den kleinsten Ausfall.

Das war schon fast Luxus: ein eigenes kleines Häuschen und genug Arbeit, es langsam abzubezahlen, über die nächsten 20 Jahre. Der Vater hatte eine gute Stellung gehabt, als kaufmännischer Geschäftsführer, der Erste aus der Familie, der nicht als Bergmann auf der Zeche arbeitete. Sehr bald würde er sich sogar selbständig machen, mit einer eigenen Firma, ganz in der Nähe. Aber erst mal hatte die Familie das neue Haus beziehen können, sogar mit eigener Terrasse (Waschbeton) und eigenem Partykeller (Holzvertäfelung, Kiefernoptik). So war das, damals.

Jetzt nahm der Junge die letzte Stufe der Treppe. Sie knarzte, diese letzte Stufe; er wusste das, aber er wollte jetzt nichts mehr dagegen unternehmen. Vielleicht wollte er sich sogar ankündigen, dann gab es wenigstens keine Überraschungen. Er ging ins Wohnzimmer, in das spärlich beleuchtete Wohnzimmer. Plötzlich verstummten die Stimmen, hörten auf zu sprechen. Auf dem Sessel saß die Schwester des Jungen, sie weinte. Auf dem kleinen Sofa saß seine Tante Ruth. Weinte. Auf dem großen Sofa saß der Vater. Rauchte. Das hatte er seit einem Jahrzehnt nicht mehr getan.

– Bist du wach geworden?

– Ja.

– Du, es ist, also es ist – es ist – deine Mutter ist gestorben.

– Ja. Ich. Ja, ich – ich weiß.

Vor ein paar Tagen war der Junge mit dem 353er-Bus zum Josefs-Hospital gefahren. Er hatte es geliebt, Bus oder S-Bahn oder Straßenbahn zu fahren; U-Bahnen gab es nicht, in Bochum jedenfalls nicht, die gab es nur in großen Städten, so wie Berlin, aber nicht in Bochum. Das hätte natürlich noch viel toller sein können, mit der U-Bahn zu fahren. Der 353er hielt an der Haltestelle Gudrunstraße, auf der anderen Seite des Stadtparks. Er hätte warten können, auf den 354er, aber der wäre erst 20 Minuten später gekommen. Also war der Junge durch den Stadtpark gelaufen. Und es war heiß. Er lief vorbei an dem Minigolfplatz, warf einen Blick auf die Spieler, die sich, an einem Milcheis leckend, zum Platz begaben, mit Schlägern ausgestattet und einem tollen kleinen Brettchen, auf das ein Zettel aufgeklemmt worden war, zum Notieren der Spielergebnisse. Gegenüber vom Minigolfplatz, neben der Milchbar, ging es runter zum Teich. Auf dem gab es Schwäne und Enten, und – Sensation: Tretboote! Vom Teich aufwärts, Richtung Bismarckturm, ging es durch einen Rosengarten.

Aber die Rosen waren schon verblüht, diesen Sommer. Da war nichts mehr. Es war heiß, drückend heiß. Aber keine Rosen mehr. Der Duft der Rosen war Geschichte, auch die Blüten, das tiefe, warme Rot. Dabei hatte sich der Junge gefreut auf den Anblick der roten Rosen. Ja, die mochte er, die hatte seine Mutter mit ihm bewundert, jedes Jahr in seinem jungen Leben. Sie hatte Rosen geliebt, die Mutter, erst recht die ganz roten, ganz großen roten Rosen. Jetzt waren sie verblüht, und die Mutter des Jungen hätte sie ohnehin nicht sehen können, denn sie lag im Josefs-Hospital. Das war jetzt nicht mehr weit entfernt, nur noch eine Böschung hoch, zur nördlichen Querung des Stadtparks, und dann war der Junge auch schon da; meldete sich an der Pforte an, sagte, wer er ist und dass er seine Mutter besuchen wolle.

Es war ein großes Krankenhaus, vielleicht hätten sich die Schwestern ja sonst gemerkt, wer er war, denn er war nicht zum ersten Mal da. Aber die Mutter war wieder verlegt worden, diesmal auf die Lungenstation, man wurde hier anscheinend fortwährend verlegt, immerzu. Der Vater hatte dem Jungen gesagt, dass sie verlegt werden würde, die Mutter, aber der Junge hatte sich nicht gemerkt, wohin. Die Schwestern an der Pforte schickten ihn also auf die Lungenstation. C 3, Zimmer 329. Der Junge kannte sich aus in diesem Krankenhaus, zumindest konnte er die Zimmer finden, und es war stets ein anderes, in dem seine Mutter war. Er wusste sogar, wie die verschiedenen Kellergewölbe und -gänge zusammenhingen und wie man von dem einen Haus des Josefs-Hospitals in ein anderes kam. C 3, Zimmer 329. Das musste unten durch schneller gehen, denn es gab einen Gang zwischen dem Haus A und dem Haus C, dann die Treppe hoch, zweimal links: Richtig, da war Zimmer 329.

Der Junge freute sich nicht nur, weil er wieder mal den richtigen Weg gefunden hatte, sondern auch, weil er gleich seine Mutter sehen würde, es war jetzt ja schon wieder ein paar Wochen her; klopfte, trat ein. Vorne rechts lag die Mutter. Sie hatte sich die wenigen verbliebenen Haare zurechtmachen lassen. Sie freute sich aufrichtig, dass ihr Junge sie besuchte; hielt sich mit der rechten Hand an der Triangel des Krankenhausbettes fest und lachte den Jungen an. Der trat ein und gab seiner Mutter die Flasche Rotbäckchen-Traubensaft, die er gegenüber im Blumenladen gekauft hatte (das hatte man ihm erklärt, Kranken bringt man Rotbäckchen-Traubensaft mit). Die Mutter freute sich sehr, so wie man sich halt freuen kann in dieser Lage.

Die beiden unterhielten sich lange, der Junge drückte sich an ihre Brust, er genoss die Wärme; sie genoss es, ihren

Jungen an ihrer Brust zu spüren. Sie sprachen weiter, sie wollte wissen, was die Schule macht und all das andere, er gab Auskunft. Sie wollte wissen, wie es ihm, dem Jungen, ansonsten ergangen war in den letzten Wochen, die Schulferien würden ja bald zu Ende gehen, und der Ernst des Lebens würde wieder beginnen. Sie lachte, und der Junge lachte, und beide nahmen sich in den Arm, und die Mutter sagte, sie werde ganz bestimmt bald nach Hause kommen und sich um den Jungen kümmern, und der Junge freute sich und nahm Abschied und lachte ihr noch einmal zu, und sie lachte herzlich zurück, winkte.

Da hatte der Krebs sie schon zerfressen. Sie wusste das.

Der Junge wusste nur, dass seine Mutter jetzt wohl bald sterben würde, und ging zur Bushaltestelle Gudrunstraße. Er ging, nicht sie. Durch den Stadtpark, an den Rosen entlang, vorbei am Minigolfplatz, ohne Milcheis. Er weinte im Bus.

Nun stand er also im Wohnzimmer. Es war wohl geschehen. Die Wahrheit, die er bis hierhin nicht akzeptiert hatte, war wahre Wahrheit geworden. Unumstößliche Realität. Die Schwester heulte. Tante Ruth auch. Der Vater paffte. Eine nach der anderen. Und danach wieder eine; sagte nichts, paffte; starrte geradeaus. Heulen. Paffen. Einsam sein. Der Junge fühlte für einen winzig kurzen Moment eine tiefe Leere, ein Verlorensein im großen Raum des Wohnzimmers und des Universums, eine tief empfundene Nutzlosigkeit, ein Nichts, ein Vakuum; ein Schweben in der Leere des Raums, ohne Anbindung an irgendwas. Der winzig kurze Moment ging um, es war vielleicht eine Sekunde, vielleicht waren es zehn, fünfzehn – egal. Niemand konnte helfen, also half nur eins: Der Junge musste sich selbst zu helfen wissen: denn sonst half da niemand, alle waren hilflos. Jetzt, in der Minute der Gewissheit, musste er umschalten.

Er würde das schon schaffen. Dann würde er, der Junge, eben für sich selbst sorgen müssen, sehr bald; es würde schon gehen, er würde klarkommen. Dieser Moment war nicht herbeigewünscht; aber er war von dem Jungen als möglich gedacht worden. Er hatte keine Alternative, konnte sich die Wirklichkeit nicht neu erfinden. »Jetzt musst du selber klarkommen«, dachte er sich, und was hätte er schon auch sonst über seine Zukunft denken sollen? Als Elfjähriger.

Der Vater paffte, sagte nichts, paffte. War es Verzweiflung? Wie hätte ein Elfjähriger das beurteilen können? Er paffte halt, eine um die andere und dann wieder eine. Lange davor, als noch viel kleinerer Junge, hatte der Vater ihn manchmal zum Bäcker geschickt. Gemeint war der Zigarettenautomat beim Bäcker Lechleitner in der neuen Straße am Stadtrand. Eine Schachtel Peter Stuyvesant. Der Duft der großen weiten Welt (so wurde damals geworben) für zwei Mark. Dann, irgendwann viel später, hatte der Vater die Raucherei gelassen. Vielleicht, weil die Mutter ...? Aber sie hatte nie geraucht, hätte auch nie – es war Brustkrebs.

Der Junge wollte nicht eigennützig sein, würde vor allem nicht im Mittelpunkt stehen wollen; später hätte man rückblickend gesagt, er wollte nicht egozentrisch sein. Dabei dachte er ja zuerst tatsächlich an sich selbst: dass er allein klarkommen musste und dass er niemanden dazu bräuchte.

Der Junge schaltete um.

Er würde klarkommen. Ohne Mitleid. Ab sofort galt es, die Strategie zu wechseln: Jetzt konnte es nicht mehr darum gehen, unter größter Anpassung an die Vorfahren deren Liebe und Zuneigung zu erwirken (um geschützt zu werden), denn die Vorfahren waren zur Hälfte tot, und die andere Hälfte paffte und war verzweifelt. Und unerreichbar.

Niemand sagte was. Der Junge auch nicht, schaute sich um: Tante Ruth nahm ihn in den Arm. Christiane weinte, der Vater paffte. Der Junge weinte auch; drehte sich auf das Sofa, drückte seinen Kopf in die Polster, weinte; dachte an den nächsten Tag und wie er darüber hinaus weiterkommen würde. Er würde weiterkommen. Natürlich, denn es musste ja irgendwie weitergehen und – mal ehrlich – so überraschend war das ja nun nicht, schließlich war ihm das doch irgendwie klar. Also: dann eben anders! Geradeaus. Vorwärtsverteidigung. Ab jetzt würde er für sich selbst sorgen, oder zumindest bald; selbst sorgen müssen. Also, was soll die Heulerei? Es gibt ernste Probleme!

Aber der Anstand gebietet doch, dass man weint, wenn seine Mutter stirbt. Der Junge drückt sich noch mal ins Sofa und lässt seinen Tränen freien Lauf, denkt dann wieder ganz vernünftig: Was soll es? Was ist echt: Bin ich traurig, oder habe ich Angst? Und wer hilft mir?

32 Jahre später würde er viel Zeit haben, darüber nachzudenken. In einem Brandenburger Wald.

FREUD

Die Buchhandlung in Bad Saarow ist mittlerweile mein zweites Zuhause, ach nein, das dritte: denn das zweite ist die Klinik am See. Selbstverständlich könnte ich mir jederzeit alle erdenklichen Bücher via Amazon dort hinsenden lassen (was ich manchmal auch tue, wenn ich irgendwas sehr Spezielles suche und der Klinikcomputer mit der erbärmlichen Internetverbindung gerade frei ist), aber ich beginne eine Leidenschaft zu entwickeln für das physikalische Stöbern, das mit dem Staub und mit dem haptischen Erlebnis, Bücher anzufassen und wegzuräumen; andere zu entdecken, darin zu blättern und zu entscheiden, was damit geschehen soll.

Die Verkäuferin im Buchladen (ich nenne sie gedanklich Frau Lange) begrüßt mich mittlerweile freundlich, aber immer noch reserviert. Entweder es ist ihr suspekt, dass ein mittelalter Bartträger in kaputter Jeans und viel zu dünner Jacke alle paar Tage in ihrem Laden aufkreuzt und sich in allen Ecken umschaut, alles sehen will – wärmt er sich auf, der Kauz mit der viel zu dünnen Jacke? –, schließlich heizt Frau Lange gut; oder sie sieht in mir den durchgeknallten Psychopathen aus der Klapsmühle am anderen Ende des Sees, der dauernd Bücher über kranke Themen kauft und anscheinend nicht genug kriegen kann – oder viel zu viel Zeit hat. In jedem Fall ist sie reserviert, mir gegenüber, und ich empfinde nicht mal ein Störgefühl angesichts der Tatsache, dass ich mit Sicherheit ihr bester Kunde seit Jahren bin und doch nur reserviert behandelt werde. Ich will keine Freundschaft schließen mit ihr, ich will nur an ihre Bücher. Und ich habe Geld genug, um dafür zu zahlen. Und sie will es doch auch!

Ein striktes Ordnungssystem gibt es nicht, mehr grobe Regionen, in denen man fündig werden könnte. Hinten links, hinter dem halbhohen Regal mit den Lebensratgebern, meine ich ein philosophisches Zentrum ausgemacht zu haben. Jedenfalls finde ich hier immer wieder mit großer Befriedigung Werke über das Sein und all die daraus abgeleiteten Fragestellungen. Die sind teilweise so abstrakt, dass ich voller Verzücken ein Buch mitnehme, weil ich so gar keine Ahnung habe, worum es wohl gehen könnte. Oder in der psychologischen Region (vorne, direkt am Schaufenster, aber in zwei Metern Höhe, es hat hier rollende Leitern an den Regalen): keine psychische Störung, die hier nicht Thema wäre; und das kommt meinem Drang nach Aufklärung meiner eigenen Lage gerade recht.

In der naturwissenschaftlichen Region (so halb links am Kassentresen beginnend und heruntergleitend bis auf den Boden vor den Hörbüchern) glaube ich gewisse Unterareale zu erkennen, für Biologie, Physik und Mathematik. Genaue Abgrenzungen gibt es aber nicht, so wie überall in diesem System. Und beschriftet ist auch nichts. Greift man wahlfrei irgendwo hinein, wird man mit einiger Wahrscheinlichkeit ein Buch der zugehörigen Region in der Hand halten. Vielleicht aber auch nicht, und je weiter man das Zentrum einer Region verlässt und sich in Unterareale begibt, sinkt die Wahrscheinlichkeit noch mal; dafür nähert man sich einer anderen Region, vielleicht der für historische Romane oder für Kochbücher. Die Regionen gehen ineinander über und sind mitnichten irgendwie gekennzeichnet.

Man arbeitet sich über die Wochen ein oder verlässt sich auf die Erfahrungen von Frau Lange. Sie deutet dann grob auf eine Region, und mit etwas Glück wird man nach ein paar Minuten fündig. Ich nehme an, dass die Einordnung so ähnlich funktioniert. Frau Lange nimmt ein Buch aus dem Karton vom Großhändler und ordnet es frei assoziierend zu. Und je mehr Romanhaftes das Buch hat, desto näher gerät es in die Roman-Region, je autobiografischer der Roman, desto weiter wird er sich demnächst in Richtung Autobiografien aufhalten. Es gibt kein anderes Ordnungskriterium, weder der Name des Autors noch der Titel noch Größe oder Farbe des Umschlags schaffen es hier zum klassifizierenden Merkmal, nur der durch Frau Lange kategorisierte Inhalt.

So hat sich über viele Jahre ein System etabliert, das alles andere als mathematisch genau funktioniert, dafür aber sehr zuverlässig durch Assoziation und inkrementelle Näherung zu guten Ergebnissen führt. Mit jedem meiner Besuche finde ich mich besser zurecht in diesem System, gehe zielstrebig auf eine bestimmte Region zu, hangele mich weiter, und wenn Frau Lange beim Einordnen ähnlich assoziiert hat wie ich beim Suchen, dann werde ich nach einiger Zeit zum Ergebnis kommen. Und das eben immer schneller und verlässlicher, denn mit der Zeit bahnen sich Schneisen durch das Dickicht der Bücher, ich werde präziser in meinen Ortsbestimmungen, und gegen Ende meines Aufenthalts wird ein kurzer Blick in ein bestimmtes Areal genügen, und ich weiß, ob ich fündig werde oder nicht.

Ich bin jetzt seit fast vier Wochen hier, im Wald, am See; lebe meinen Wochenplan, lasse kaum was aus (außer die Vorstellung der Selbsthilfegruppen mittwochabends; das ist nun wirklich zu viel des Guten). Ich schleppe alle paar

Tage Bücher in mein Zimmer und lese sie tatsächlich auch. Mein kleines Schuhregal habe ich längst zweckentfremdet und zu einem Bücherregal umfunktioniert. Auch die Bücherstapel rechts und links davon werden immer größer. An den unbequemen Lesesessel habe ich mich gewöhnt, mein Schreibtisch ist voller Unterlagen, an der mittlerweile im Dauerbetrieb tätigen Heizung hängt immer irgendwas zum Trocknen, meistens meine Sporthose. Und meine Schuhe lagern, statt im Schuhregal, seitlich des viel zu großen Kleiderschranks. Haben die hier wohl manchmal auch Hochzeitsgesellschaften zu Gast?

Paul wohnt jetzt zwei Zimmer neben mir, manchmal sehen wir uns auf dem Gang, während wir unsere Zimmer abschließen, er geht dann meist zum Rauchen und ich zum Saftladen. Auf dem Weg hinunter unterhalten wir uns kurz, halten uns auf dem Laufenden, was die wichtigsten Pläne für das nächste Wochenende angeht. Ab und zu ergibt es sich, dass wir uns in der Sauna oder am See treffen, dann dauern die Gespräche auch mal etwas länger. Paul redet gern und hat auch keinerlei Berührungsängste, was schwierige Themen angeht. Ich lerne seinen Weg in den Wahnsinn kennen, so wie er meinen.

Paul ist Production Manager. Das sind Leute, die für die Produktion eines Kinofilms oder eines Werbespots alles zu organisieren haben, was zu organisieren ist. Und das kann für einen 90-Sekunden-Spot mitunter mehr sein als für einen 90-Minuten-Film. Er erzählt mir von Produktionen, die bei Sonnenschein auf der Oberbaumbrücke begannen und in denen es binnen weniger Sekunden plötzlich bei schwarzem Himmel regnen musste, bis dann ein Katastrophenszenario mit Rettungshubschraubern und Tausenden flüchtenden Komparsen einzutreten hatte. Auf der Oberbaumbrücke. Das alles in 90 Sekunden und möglichst nahtlos in einem Take aufgenommen. Das muss man erst mal organisieren. Und aushalten, wenn es schiefgeht und man von niemandem mehr gebucht wird in nächster Zeit. Oder es geht gut und man hat zehnmal so viele Jobs, mit zehnmal so vielen Leuten an zehnmal so vielen Orten. Und die wollen koordiniert werden.

Paul ist teilweise durch Produktionshallen gehastet, in denen ein paar Hundert seiner Angestellten herumliefen, von denen er keinen Einzigen kannte. Nach so einer Phase hat er sich jedesmal zurückgezogen, in seine Höhle, lag auf dem Rücken wie ein Käfer, konnte sich nicht bewegen. Und wenn, dann bis zur nächsten Bar, in der er eine Flasche Wodka bestellt hat. Und wenn die leer war, die nächste. Und wenn der Rausch ausgeschlafen war, kam die Angst. Was als Nächstes? Wodka. Wenn die Erregung erst mal so groß ist, dass nur noch Wodka hilft, hilft Wodka nicht mehr lange.

Noch jetzt, hier, hat Paul Panikattacken. Meistens nachts, vollkommen unvorbereitet. Er wird wach und steht neben sich, die Angst hat sich dann in sein Bewusstsein gebohrt, erst langsam und leise, dann immer drängender, bis es nicht mehr geht. Kenne ich. Dann schnappt sich Paul in seiner Not eine Jacke und geht rüber ins Empfangsgebäude, zum Stationszimmer. Schwester Sigrid oder eine andere redet dann mit ihm, und es dauert eine oder zwei Stunden, bis Paul runterkommt und vor lauter Müdigkeit kaum noch sein Zimmer findet. Und dann schläft er für viele, viele Stunden.

In meinem Fall hat Krokowski zum Glück recht behalten, und ich habe nachts keine Probleme mehr mit Panikanfällen, anscheinend liege ich auf dem Pfad des Erwartbaren bei so einer Krankheit. Paul tut mir leid. Aber es wird langsam besser, er berichtet mir alle paar Tage in der Sauna, dass er Fortschritte macht, und nach einiger Zeit ist er im selben Zustand wie ich. Runtergekommen. Im Abklingbecken. Und auch die Ursachenforschung macht bei ihm Fortschritte. In der Einzeltherapie haben Paul und sein Therapeut Schicht für Schicht freigelegt, was er an unverarbeiteten Gefühlen und Trieben aus der Vergangenheit mit sich rumschleppt. Die Ablehnung durch seinen Vater, weil der nach der Wende anderes zu tun hatte, als sich um seinen Halbwüchsigen zu kümmern, denn er hat die Chance seines Lebens ergriffen und ist sofort in den Westen gegangen und hat dort tatsächlich Karriere gemacht. Vater ohne Sohn.

Zu Weihnachten gab es für Paul ein Paket mit Schokolade, als ob im Osten immer noch – Täterä – Erich und Margot ihr Unwesen trieben und es keine Schokolade gäbe! Die Unfähigkeit der Mutter, dem jungen Paul in dieser Situation auch noch den Vater zu ersetzen, dabei hatte sie ja genug damit zu tun, in den Wirren der Zeit den Überblick zu behalten und sich und Paul zu versorgen. Unterhaltszahlungen hin oder her, es musste eine stabile Lebenssituation geschaffen werden, und Paul war Teil des Problems. Ich lerne einiges von Paul, und das, obwohl wir nicht mal in derselben Gruppe sind oder besondere Affinitäten zueinander zeigen. Wir respektieren uns. Und als Paul gehen wird, werde ich nicht mal da sein, sondern Ausgang haben. See you, Paul, good luck!

Es ist jetzt bitterkalt in Ostelbien. Draußen halten nur noch die hartnäckigsten Bäume ein paar dunkelrote, fast schon braune leblose Blätter fest, aber auch die wenigen Rotbuchen werden langsam schwach und müssen loslassen, sich in die unweigerliche Winterstarre begeben. Die Böden sind jetzt kniehoch mit Laub bedeckt. Besonders tückisch gestaltet sich das in den großen Bereichen des

Bruchwalds, also den ganzjährig von Wasser überfluteten Waldbereichen, die es hier nah am See über große Strecken gibt. Dort entsteht jetzt ein regelrechter Sumpf, denn man kann von oben nicht unterscheiden, ob sich unter dem Laub weicher, aber fester Waldboden befindet oder mooriges Wasser. Wenn man erst mal reingetreten ist, weiß man es. Aber dann ist es anstrengend, sich wieder herauszuziehen und auf festen Boden zu kommen.

Deshalb hat man hier im Bruchwald Stege aus Holz angelegt, mitten durch den Wald, sie wirken bizarr, wenn man nicht weiß, welchen Zweck sie haben und was sich unter ihnen befindet. Idyllisch sieht das allemal aus, aber das gilt hier für so vieles. Ich frage mich, wie lange man die Stege noch gebrauchen kann, bevor sich der Tau auf sie legen und sie viel zu rutschig machen wird. Und dann wird der Rundweg um den See zumindest an dieser Stelle beschwerlich. Man wird dann größere Runden gehen müssen, und das ist für mich erfreulich, denn es bedeutet neue Abenteuer. Noch sind die Nächte frostfrei, aber lange wird es nicht mehr dauern, dann wird es hier nachts erbärmlich kalt, denn es hat hier kontinentales Klima mit heißen Sommern und abartig kalten Wintern, minus 20 Grad muss man dann nachts schon mal ertragen können, jedenfalls ab und zu.

Für mich zeichnet sich noch nicht ab, dass ich dem Winter hier bald entfliehen könnte. Zwar hat sich meine Neigung zu Angstanfällen deutlich reduziert, und auch die depressiven Empfindungen werden seltener. Aber noch bin ich lange nicht so weit, dass ich die Ursachen kennen würde und wüsste, wie ich damit umgehen kann. Und ob ich erwarten kann, jemals wieder der Alte zu werden – ohne übermäßige irrationale Aufregung und Angst. Einfach ich, so wie früher. Immerhin habe ich so langsam verstanden, wie das alles hier mir helfen soll: Im Grunde hatte der olle Freud recht, wenn auch mehr aus Zufall als aus wissenschaftlicher Genauigkeit. Denn seine sämtlichen Thesen über die Beschaffenheit unserer Psyche und der Störungen, denen sie unterliegen kann, beruhten rein auf Beobachtung und Beschreibung, genauso gut hätte man auf ganz andere Ideen kommen können.

Aber der olle Freud hat sich eben überlegt, dass unsere Psyche aus drei wesentlichen Einheiten besteht: dem »Es«, dem »Ich« und dem »Über-Ich«. Letzteres ist noch am einfachsten zu erklären, denn das »Über-Ich« entspricht im Großen und Ganzen der Vernunft, es beinhaltet die Regeln und Konventionen, in deren Bahnen sich unser Leben und Verhalten abspielt. Es ist das Gewissen, die Ratio, der Intellekt. Hingegen ist das »Es« schon eine verdammt merkwürdige Instanz, denn dabei handelt es sich um unser Unbewusstes, um das also, was unserer Vernunft und unserem klaren Denken nicht zugänglich ist. Und das ist so allerhand. Es muss ganz schön was los sein, da unten, im Unbewussten. Verdrängte Gefühle sind dort zu Hause, genauso wie Triebe, auch sexuelle. An verdrängten Gefühlen sammelt der Mensch ziemlich viele ein im Laufe eines Lebens; die Triebe sind angeboren, schon immer da, vielleicht jahrelang unterdrückt. Aber beides ist da.

Zwischen dem »Über-Ich« und dem »Es« vermittelt das »Ich«. Das bin ich, in meinem Fall. Mein »Ich« ist permanent damit beschäftigt, abzugleichen, was meine verdrängten Gefühle und meine Triebe wollen (auf der einen Seite) und was meine Vernunft davon hält (auf der anderen Seite). Das kann schon mal drunter und drüber gehen, wie bei zwei Hunden, die eigentlich nur miteinander spielen wollen, sich dann aber ineinander verkeilen, sich anbellen, beißen, so lange, bis der eine rücklings auf dem Boden liegt

167

und der andere dessen Kehle im festen Griff seines Gebisses hat. Bei den Hunden hat der andere gewonnen. Im Kampf zwischen Unbewusstem und Über-Ich führen solche Verkeilungen zu Depression und Angst.

Der olle Freud hat sich diese komplizierten Zusammenhänge also durch reine Beobachtung und Vermutung erarbeitet; erstaunlich, wie nah er damals dennoch schon dran war vor ziemlich exakt 100 Jahren im Wien des ausgehenden maroden Kaiserreichs, kurz vor Ausbruch des Ersten Weltkriegs. Die Karies nagte schon am Zahn der Monarchie, aber noch war Wien das Zentrum der immer überschwänglicheren europäischen Kultur und des politischen wie gesellschaftlichen Diskurses. Bestimmt kein Zufall, dass Freud ausgerechnet in dieser Szenerie seine Thesen über die Untiefen der Seele entwickelte. Dabei entstanden auch solche Machwerke wie *Totem und Tabu* über das *Seelenleben der Wilden und Neurotiker*. Ein Wiener Zeitgenosse Freuds, verarmter und nicht besonders gebildeter Bewohner eines Männerheims, der sich mit dem Zeichnen kitschiger Postkärtchen über Wasser hielt, sollte später aus dem Werk Freuds zitieren und seine Argumente ziehen für die von ihm mörderisch vorangetriebene größte Katastrophe der Menschheitsgeschichte.

Wie auch immer: Freud hatte eine gute Näherung an die Funktionsweise unserer Psyche ermittelt. Bis heute gilt das Konzept der drei Ebenen als gutes Erklärungsmodell, wenn auch heute klar ist, dass in unserem Sicherungskasten kein spezifischer Ort für so etwas wie zum Beispiel ein »Es« existiert. Im Großen und Ganzen aber kann man sagen, wo im Gehirn sich Unterbewusstes abspielt, wo im Gegensatz dazu die Normen und Werte gespeichert sind und wie die Bewertung von beidem sowie die Entscheidungsfindung geschieht, so ungefähr jedenfalls. Denn einen genauen Ort für einzelne Informationen kann man auch heute genauso wenig ausmachen, wie Frau Lange sagen könnte, wo ein bestimmtes Buch steht. Sie – die Lange – könnte eine Region angeben, vielleicht sogar ein verdächtiges Areal, aber wo genau der dritte Band von Fontanes *Wanderungen durch die Mark Brandenburg* zu finden ist, keine Ahnung, da irgendwo halt, in der Romantik-Region. Man würde reingreifen in das »da irgendwo« und sich von da aus weiterhangeln, vielleicht wären ein paar Wege gebahnt, weil Frau Lange beim Einordnen ein glückliches Händchen hatte; andere müssten erst angelegt werden, indem Frau Lange bei der Suche hilft und beim nächsten Kunden schon viel genauer sagen kann, wo das Gesuchte sich vermutlich versteckt.

Ganz ähnlich ist es bei der Suche nach den verdrängten Gefühlen, dabei hilft mir allerdings nicht Frau Lange, sondern Frau Wiechert, und es kommt erschwerend hinzu, dass wir gewissermaßen im dunklen Keller der Buchhandlung suchen, denn die für unsere Zwecke spannenden Werke finden sich im Unbewussten, und da ist es duster. Und das ist gerade die Idee der Verdrängung, nämlich das zu Verdrängende möglichst tief in der hinterletzten Ecke zu verstecken. Eigentlich ein geniales Konzept, ohne das der Mensch nicht überleben könnte. Mit der Erfindung des Bewusstseins hat die Evolution gleich auch noch den Notmechanismus mitgeliefert, für den Fall, dass das Bewusstsein zu viel aushalten muss; und dieser Notmechanismus ist die Verdrängung. Durch sie sind wir in der Lage, schlimme Erfahrungen alsbald ins Unbewusste, den dunklen Keller zu verbannen, sie zu parken, sodass wir nicht verzweifeln müssen und weiterleben können. Nur leider funktioniert dieser Mechanismus nicht lebenslang. Irgendwann meldet sich das Unbewusste, fordert seine Beachtung, will

Ballast loswerden. Und wenn dann keine Kapazität vorhanden ist, um das Geparkte zu verarbeiten, wird es kritisch. Dann kocht die Psyche über, der Mensch wird depressiv oder entwickelt eine Angststörung oder Sucht. Oder alles, so wie bei Paul.

So weit, so einleuchtend, finde ich. Jetzt muss ich also nur noch in den Keller gehen, und genau das tue ich nun täglich mit Frau Wiechert als meine Taschenlampe. Klar, der frühe Verlust der Mutter steht dabei ganz schnell im Lichtschein. Die Abwesenheit des Vaters, der andere Sorgen hatte und seinen Sohn ohne Vater ließ und selbst ein Vater ohne Sohn wurde; dann das totale Umschalten auf Notprogramm. Die Flucht nach vorn, die ungeheure Diszipliniertheit, die Bilderbuchkarriere und zahllose andere Puzzlestücke, die ich Tag für Tag in mein kleines schwarzes Notizbüchlein kritzle: Versatzstücke für das große Bild meines emotionalen Reliefs. Es wird. Aber es bleibt ein weiter Weg zu gehen. Denn ich muss auch verstehen, was dieses Relief in mir angerichtet hat, wie ich ticke, warum ich so ausgerastet bin – und wie ich wieder einraste. Ich muss verstehen. Verdammt, ich muss das verstehen, muss herausfinden, was war; was ist; was werden soll; wie ich jemals wieder zurückfinde, in ein normales Leben außerhalb der Klinik.

Büttner macht den Blick.

– Frau Schmidt. Sie sind wieder da.

Er nickt ihr zu. Büttner nickt Frau Schmidt zu, diesem mit einer, offen gesagt, atemberaubenden Ausstrahlung versehenem zwanzigjährigen Mädchen, das heute erstmalig in unserer Gruppe auftaucht.

Erstmalig? Nicht für Büttner.

Er blickt wissend, erwartungsvoll. Auffordernd. Frau Schmidt ist jung und groß; hat lange dunkle, leicht naturgewellte Haare und einen Körper, der genau an den Stellen stattfindet, wo man ihn gern sehen oder ahnen möchte. Ihr Gesicht: zart, aber klar und wohldefiniert. Ein streng genommen nicht sinnlicher, aber äußerst gefälliger Mund. Augen zum Reintauchen. Mit denen schaut sie unsicher durch den Raum, scheint uns vorsichtig abzutasten, wir sind ihr ja neu, sie bleibt kurz bei mir hängen, ich versuche, vertrauensvoll auszusehen, was wohl misslingt, denn sie schaut sich weiter um. Ich nicht. Ich schaue sie weiter an, diese neue Frau Schmidt.

Für uns ist sie Sabrina, denn wir Bekloppten duzen uns untereinander, ohne Ausnahme. Büttner sagt »Frau Schmidt«, weil Büttner – wie alle Therapeuten – die Patienten siezt, auch wenn sie, Büttner und Sabrina, alte Bekannte sind. Sabrina kam gestern Abend zurück, nach drei Wochen. Sie kam sozusagen im Austausch zu Mike, der die

Gruppe vorgestern verlassen hat. Da Wiederholungstäter nicht auf die Aufnahmestation müssen, sitzt Sabrina schon heute Morgen in unserer Gruppe F, hält Büttners Blick stand.

– Ja, ich bin wieder da,

sagt eine kleine Stimme. Hohe Stimme. Eine leise Stimme. Sabrina schaut von unten rauf, zu Herrn Büttner. Dabei wäre sie im Stand mindestens einen Kopf größer als er, trotzdem schaut sie jetzt rauf, wie ein Hund sein Herrchen schuldbewusst anschaut. Büttner ist das Herrchen, und das Herrchen ist der Chef.

– Wie ist es Ihnen ergangen?

– Das wissen Sie nicht? Doch, das wissen Sie. Sie wissen das doch, Herr Büttner.

– Öh, bffff, nein, äh. Wieso? Nein, wollen Sie nicht erzählen?

– Ich dachte, Sie wären schon im Thema. Sind Sie nicht?

– Bin ich nicht.

Außer Thorsten und mir scheinen alle hier Sabrina zu kennen. Heike hat Sabrinas (vorläufig) letzten Tag miterlebt, vor ein paar Wochen, sagt aber nichts, schaut an sich herunter, majestätisch. Sabrina macht nach wie vor einen skeptischen Eindruck, spielt aber mit.

– Mmhhh, ja, vielleicht sollte ich den anderen erst mal …?

Büttner schaut über seinen Brillenrand hinweg und nickt ihr hektisch zu.

– Also, für die anderen, die mich noch nicht kennen … Ich bin Sabrina und war schon mal hier, vor ein paar Wochen. Wegen Benzo-Abhängigkeit.

Benzos! Benzodiazepine! $C_{16}H_{13}ClN_2O$! Sabrina ist Valium-abhängig! Exakt davor hatte ich Angst vor ein paar Wochen, in der Nacht des Grauens, als der Notarzt kam und mir Diazepam (Valium eben) verabreichte, das ich nur nach Giselas Zureden einnahm. Sabrina erzählt weiter.

– Ich bin dann vor ein paar Wochen entlassen worden, geheilt. Also bin ich zurück nach Gießen, hab mein Studium wieder aufgenommen. Ach ja – für die anderen, die mich noch nicht kennen: Ich studiere Romanistik, also eigentlich Französisch, also nein, eigentlich Romanistik mit Schwerpunkt Französisch, ach, egal. Ich hab ja gerade erst angefangen.

Sabrina lacht in meine Richtung, ich lächle zurück. Und weiter:

– Nach dem Studium will ich mal nach Paris, ich weiß, das klingt doof oder romantisch oder so. Aber ich finde Paris nun mal cool. Und schön. Es ist so schön, ich will soooo gern nach Paris.

Ich kann das nachvollziehen. Paris ist neben St. Petersburg sicherlich die schönste Stadt Europas. Also genau genommen nach St. Petersburg, nicht daneben, denn St. Petersburg ist einfach nur – schön: Boulevards aus dem vorletzten Jahrhundert, unendlich lange Kanäle und Wassergräben und Flüsse – leider im Sommer auch so viele Mücken wie Wassermoleküle. Ich denke kurz darüber nach, wohin mich mein Job schon so gebracht hat, ich denke das ohne besonderen Grund, es ist einfach so ein Vervollständigungsspiel. Also: St. Petersburg, Tallinn, Riga, Vilnius, Moskau, Budapest, Warschau, Bratislava, Tiflis, Tel Aviv, Helsinki, Stockholm, London, Manchester, Prag, San Francisco, Los Angeles, Caracas. Brüssel. Luxemburg. Lausanne und Genf. Zürich und Wien ja sowieso. Ach ja, Gotland und Rhodos nicht zu vergessen. Und Istanbul. Und … Paris. Gar nicht so schlecht, denke ich. Und seufze tonlos. Gedankenlos. Zuversichtslos. Bin ja hier im Wald. Sabrina weiter:

– Na ja, ob es dazu kommen wird, weiß ich noch nicht.

Jedenfalls bin ich erst mal zurück nach Gießen; hab den Kontakt zu meinem Exfreund wieder aufgenommen und zu Cordula, meiner besten Freundin, mit der ich damals öfter mal drauf war. Und dann kam dieser Abend. Wir hingen wieder mal ab, vor dem Linientreu, es war ja noch so warm draußen, sogar nachts. Cordula und ich haben ein bisschen was gekifft und erzählt und gelacht, mehr nicht ... Gelacht ... Na ja, etwas gekifft. Die Jungs haben wie immer viel zu viel Bier in sich reingekippt, eins nach dem anderen, und krasses Zeug erzählt. Alex wie immer mittendrin. Schwachkopf, wie konnte ich jemals mit dem zusammen sein? Ich hab's auch erst gar nicht mitbekommen, als das losging mit diesem anderen Typen, diesem ... Wo der überhaupt herkam und was der wollte – oder die von ihm. Weiß nicht, oder doch, er ... Und wie sie den angemacht haben, ich ... Cordula und ich waren ganz steil unterwegs mittlerweile, haben das logisch irgendwie mitgekriegt, aber eben nur so nebenbei, weil – wir waren ja mit uns beschäftigt. Und dabei hab ich doch gespürt, was da abging, hab alles gehört, genau gehört, dachte noch ... Bis dann – es ging so scheiße schnell ... Ich hab nur noch Alex' Stiefel gesehen ... wie sie in das Gesicht von dem ... diesem ... und dann – war nur noch Blut da. Alles voll; voller Blut. Ich wollte nur weg sein, nicht da. Na ja, und dann – hatte Cordula noch was am Start, und wir haben uns weggespoilt mit 'n paar Benzos ... sie die Hälfte, ich die andere, wollte das nicht ertragen müssen ... Ich war so doof.

Sabrina heult auf, japst nach Luft, schluchzt. Säße sie nicht hier und schluchzte, würde ich mich fragen, wie viel man von den Dingern nehmen kann, ich habe ja keine Ahnung. Valium ist, in kleinen Dosen genommen und vom Arzt verabreicht, ein gutes Mittel zum Runterkommen, zum Einfach-Wohlfühlen. Aber gleich ein paar? Whoof!

– War Ihnen nicht klar, dass Sie damit direkt wieder in die Sucht zurückfallen?

Büttner wieder.

– Mir war gar nichts klar, Herr Büttner, sehen Sie, das ist es ja. Ich wollte einfach nur weg sein, egal wie lange, ganz egal.

Egal wie lange. Sie wollte nur weg sein. Keiner hat irgendwas unternommen, damals in Gießen – keiner sagt was, hier in der Klinik am See. Jürgen raschelt in seiner Douglas-Tüte. Merkwürdig, wieso raschelt er jetzt? Was sucht er denn? Seit Tagen ist Jürgen völlig geräuschlos, jetzt raschelt er. Heike schaut immer noch an sich herab, majestätisch. Reibt ein bisschen zu lange an ihrer Brosche herum. Thorsten schaut starr geradeaus, wie immer mit diesem halbschielenden Dackelblick. Seine Mundwinkel hängen tiefer denn je. Der Einzige, den das alles scheinbar völlig kalt lässt, ist Martin. Und doch klopft seine linke Hand auf die Armlehne seines Stuhls. Ich denke an Martins Tochter, sie muss ungefähr so alt sein wie Sabrina. Martins Arm klopft angespannt auf die Stuhllehne. Sein Gesicht erstarrt in den üblichen charakteristischen, harten Zügen. Erstarrt. Er starrt mit ernster, todernster Mine zu Sabrina, sagt nichts. Martin hat sich im Griff, zeigt keine Emotion, hat er auch keine? Oder fühlt Martin irgendwas und will es nur nicht akzeptieren? Man glaubt es eigentlich nicht. Eher glaube ich, dass Martin gerade irgendeinen Reflex verarbeitet. Er schaut stur und frontal in Sabrina hinein, durch ihre Augen oder sonst wo hindurch, scheinbar ohne dabei irgendwas Konkretes zu fixieren bei Sabrina Schmidt (20), der gerade erst angefangenen Romanistik-Studentin, aus Gießen.

Mir wird warm. Mir ist komisch. Ich schaue zu Sabrina, und mir ist – ja, was ist mir wohl? Ich überlege, ob der Schwindel wiederkommt, aber das ist es nicht, ganz und gar nicht. Eher fühle ich mich, als wenn prickelndes warmes Wasser auf meinen Kopf prasselt. Es ist schön, ein angenehmes warmes, aktivierendes Gefühl. Warm und weich. Aber wie kann das sein? Ich muss doch eigentlich schockiert sein! Bin ich aber nicht, ich bin …

– An was denken Sie, Herr Striemer?

– An eine warme Dusche.

– Äh …

– 'tschuldigung, nein, ich wollte sagen, ich dachte über diese Geschichte nach. Ich habe keine Ahnung, wie ich reagiert hätte, schlimm. Auf der anderen Seite – du konntest nichts dazu, oder? Ich meine, was …?

Sabrina hat das alles schon tausendmal durchdacht.

– Ich hätte es verhindern können, doch, na klar, ich hätte einfach irgendwas tun müssen, nicht so schlaff abhängen, ich hab ja geträumt, mehr oder weniger.

Während sie das sagt, schaut sie mit leerem Blick durch mich durch, als wenn sie tatsächlich gerade träumte. Jemand hat die warme Dusche wieder angestellt, es prickelt, es prasselt, es ist warm, weich und angenehm. Es ist … ja, es fühlt sich so an, als ob … als ob – Sabrina in mich eintaucht. Verdammt, also das! Jetzt wird mir erst klar, was da gerade bei mir passiert. Ich komme mir schlecht vor, wie ein ertappter Strauchdieb. Was für ein dämlicher alter Esel ich bin. Ich habe nichts anderes als eine sexuelle Fantasie! Jetzt in dieser Situation, unpassender geht es ja wohl nicht! Was vier Wochen im Wald aus einem halbwegs vernünftigen Mann machen können; anscheinend ganz nebenbei auch einen alten Esel.

– Was macht das denn mit Ihnen?,

fragt Büttner zum Glück in Richtung Martin. Ich atme tief ein und konzentriere mich. »Was macht das mit Ihnen?« Das ist auch so eine Standardfrage, denke ich, wenn den

Therapeuten nichts mehr einfällt. »Was macht das mit Ihnen?« Irgendwas macht es ja immer – »das«. Martin schüttelt sich innerlich, ich kann das jetzt ganz gut erkennen mittlerweile, wir sind uns ja schon seit einiger Zeit nicht mehr fremd. Ist ja klar, was Martin denkt. Denke ich. Dass man das nicht darf, eben, Drogen nehmen – das ist verboten. Das ist gegen das Gesetz. Interessant, denke ich – Martin und ich sind im fast gleichen Alter, und doch sieht der eine, Martin, in Sabrina seine Tochter (die, anders als seine eigene Tochter, eben nicht ein Mann, sondern pure Weiblichkeit sein will) und der andere, ich nämlich, sehe nur die pure Weiblichkeit, sonst nichts. Ich bin selbst erschrocken. Mann, was geht hier ab, was passiert hier mit mir? Martin bestätigt meine hinsichtlich seiner Assoziation getroffene Annahme.

– Ich – ich musste an meine eigene Tochter denken, die ist ungefähr so alt wie du, Sabrina. Ich glaube, ich hätte ihr, wenn sie das gemacht hätte, versteh mich nicht falsch, ich hätte ihr, also … ich hätte ihr – eine gescheuert.

Stille im Salon.

– Hätte ich ja auch verdient,

findet Sabrina und schaut auf den Boden. Ich fasse mich langsam, schalte wieder, fühle mich irgendwie dreckig.

– Sie müssen sich hier nicht verantworten, Frau Schmidt.

Büttner wieder. Selbstverständlich muss sie nicht.

– Ja. Klar. Ich weiß. Selbstverständlich muss ich nicht.

Da hat sie recht, finde ich, selbstverständlich muss sie nicht, und ich schaue kurz aus dem Fenster. Dann zu Thorsten. Er holt Luft wie ein aus der Tiefe emporgestiegener Taucher und brüllt raus wie einer, der seit Tagen darauf wartet:

– Wieso?! Wieso hast du nicht reagiert? Warum hast du den Scheißkerl nicht abgehalten?

Ich bin beschämt. Natürlich ist es genau die richtige Frage, warum ist sie weder Martin noch mir in den Sinn gekommen? Bei Martin ist das klar: weil er den Drogenmissbrauch als den schlimmeren Regelverstoß gewertet hat. Bei mir – na ja. Thorsten ist am nächsten an der Realität. In ihm ist ein anderes Muster aktiviert, weder das des gesetzeskonformen Beamten noch das des sexuell verwirrten Kerls, sondern das Muster des grundehrlichen, aber leider rücksichtslos betrogenen Außenhandelskaufmanns.

Betrogen wurde Thorsten von seiner damaligen jungen Frau, Susanne. Aber nicht im Sinne eines Ehebruchs, sondern folgendermaßen: Thorsten und seine Exfrau hatten sich zu Wendezeiten kennengelernt, eine echte Wiedervereinigungsromanze – und das direkt nachdem Thorsten als Trainee von Hamburg nach Leipzig geschickt worden war, womit er eine dieser West-Ost-Biografien verkörperte. Auch die gibt es, viel mehr sogar, als man ahnt, auch wenn man immer nur von den Lebensläufen liest, die in die andere Richtung zeigen.

Damals, nach der Wende, war ich eben nicht der Einzige, der in die zugrunde gerichtete DDR beordert wurde, um dort etwas beizutragen zu den zukünftigen blühenden Landschaften. Tausende andere hat es ebenfalls getroffen, natürlich wurden sie – wie ich – gut bezahlt, aber für viele war das alles andere als ein großer Spaß. Wenn man je in den frühen neunziger Jahren versucht haben sollte, mit dem Auto (Zugverbindungen gab es kaum) von West nach Ost zu fahren, wusste man, wie hoch der Spaßfaktor dabei war. Und wenn man das wöchentlich zweimal machte (einmal hin, einmal zurück), war man bedient und verzichtete dankend auf das Geld. Man kann so was mal machen und auch aushalten. Wenn es der Job ist für ein paar Jahre, freut man sich nicht.

Aber Thorsten hatte ja seine Susanne, gelernte Uhr-macherin aus Mecklenburg, Mitte zwanzig und somit einige Jahre jünger als er. Susanne hegte den Wunsch nach Selb-ständigkeit, und Thorsten wollte nicht im Weg stehen, wollte unterstützen. Eine bodenständige Uhrenmanufaktur sollte es sein, in Schwerin, die solide Qualität herstellte und über beste Kontakte zu Kunden in ganz Osteuropa und Russland verfügte.

Also stand Thorsten, der Außenhandelskaufmann aus Hamburg, als Bürge parat, für den Kredit der Deutschen Bank, verwendet für die Fabrik in Schwerin, der Treuhand-anstalt abgekauft, die geführt wurde von Detlev Rohwedder, der am Ostermontag 1991 abgeknallt wurde, durch die RAF, die es noch immer gab und die letztlich aus dem Protest gegen jene Generation hervorgegangen war, die dem Wiener Postkärtchenzeichner »Heil!« zugerufen hatte, in Berlin, wo später Erich und Margot eine vermeintlich bessere Idee hatten und schließlich das Erbe hinterließen, das der ab-geknallte Rohwedder zu verscherbeln hatte.

Daraufhin wurde Thorsten ebenfalls abserviert, wenn auch nur wirtschaftlich: Susanne hat einfach nicht mehr bezahlt, also wurde der Bürge herangezogen durch die Deutsche Bank. Der Bürge hatte aber gerad nicht das pas-sende Kleingeld für eine Fabrik aus der Konkursmasse des Honecker-Staates, verkauft durch einen soeben linksradikal ermordeten Treuhandchef. Also hob Susanne die Finger zum Schwur, und damit hatte Thorsten eine Fabrik am Kleid – mit Angestellten, aber ohne Kunden. Denn die ost-europäischen Märkte gab es längst nicht mehr, sie waren gar nicht erst zu Märkten geworden – bevor Osteuropa von heute auf morgen in sich und seine planwirtschaftlichen Brösel zusammenfiel. Es kostete ihn fünf Jahre, bis er den Klotz am Bein wenigstens irgendwie verkaufen konnte, samt der Restschulden. Ein Drecksgeschäft. Aber so war das damals, im wilden Osten. Dass ausgerechnet ein angesehener Hamburger Großhandelskaufmann in so einen Scheißhaufen treten würde, hatte wohl mit dem Umfeld zu tun, das damals herrschte, oder auch: mit dem rechtsfreien Raum. Susanne, zu dieser Zeit gerade Mitte zwanzig, blond, groß, gutaussehend und schlau, konnte ja immer noch irgendwas machen, sie würde sicher einen Job finden, war unbelastet, denn die Belastung, die hatte Thorsten. Susanne war weg, und er hat sich lange gefragt, warum. Wollte sie ihn von Anfang an ausnehmen? Hat sie ihn die ganze Zeit an der Nase herumgeführt – weil er vielleicht auch leichte Beute war, der Hamburger Pfeffersack, naiv und verliebt in die junge blonde Frau mit den optischen Reizen?

– Was denken Sie dazu, Frau Poets?

Ui. Ob das nun wieder eine gute Idee von Büttner ist, jetzt ausgerechnet Heike zu diesem Thema zu befragen? Ich für meinen Teil hätte ihre Körpersprache eher anders gedeutet.

– Was meinen Sie denn wohl, Herr Büttner, was ich dazu denke?

– Na-ah! Also ... Pffff ... Ich weiß nicht, Frau Poets, deshalb frage ich. Genau deshalb frage ich.

– Ich denke dazu nichts, Herr Büttner.

Aha.

– Gut. Sollen wir es erst mal so lassen, Frau Schmidt?,

schlägt Büttner vor, und Sabrina nickt wortlos. Draußen fällt ein wahrscheinlich abgefrorener Ast von einer Kiefer herunter und landet mit krachendem Abschiedsgruß auf dem Boden. Büttner zuckt kurz zusammen, findet schnell wieder zu voller Konzentration.

– Sonst irgendwas? Hat jemand aktuell was?

– Ja, durchaus, Herr Büttner.

Heike. Sie würdigt ihn während dieser Worte keines Blickes, schaut weiterhin an sich herunter, streicht ihr Oberteil glatt und reibt an der Brosche. Majestätisch.

– Na-ah, Frau Poets! Gerne, was gibt es?

– Na ja, wissen Sie, Herr Büttner, nachdem ich mit diesem Thema schon in meiner Einzeltherapie nicht so recht weiterkomme, dachte ich mir, ich will das jetzt mal durchhaben, es raushaben. Heute. Heute erst recht! Ich glaube einfach, dass es dran ist. Für mich. Ganz essenziell. Und deshalb habe ich mir für heute vorgenommen, es in die Runde zu tragen.

– Na-ah. Äh. Bitte.

Büttner blickt wieder ganz knapp über den Rand seiner Brille und nickt Heike zu, versucht ein ermutigendes Lächeln, für meine Begriffe durchaus gelungen, für Heike vermutlich nicht. Das stört sie aber nicht weiter, denn Heike hat sich vorgenommen, ihre Geschichte mit uns zu teilen und daran zu wachsen, Büttner hin oder her. Und dann erzählt sie uns von ihrer ersten Liebe, dem jungen Richard, Mitte zwanzig, dunkelblonde nordische Locken, hochgewachsen, meerblaue Augen, witzig und charmant. Sie hatten sich im Studium kennengelernt, und Heike hat sich Hals über Kopf verliebt, war damals zarte einundzwanzig, wohlproportioniert, ebenfalls dunkelblond, und schön. Und schon damals mit diesen noch heute durchdringenden sympathischen Augen gesegnet.

Der Richard hatte sich auch verliebt, sagte er, und die beiden verbrachten den Frühling gemeinsam, trafen sich abends, nach den Vorlesungen und machten Unternehmungen. Und Heike hatte sich eine gemeinsame Zukunft ausgemalt und eine Familie, ein Heim, aber vor allem: Geborgenheit. Denn die gab es zu Hause nicht; Heikes Vater hielt nicht viel von Gefühlsduselei und war damit beschäftigt, seine und die noch nicht mal im Ansatz auszumachende Karriere von Heike (als Lehrerin!) zu projektieren. Und das war für die Einundzwanzigjährige nicht gerade das, was sie brauchte, denn sie hatte sich erst mal zu orientieren, wundert einen das? Vom gefühlsneutralen Vater in die Welt entlassen, fühlte Heike sich bei dem Richard gut; eben aufgehoben und, ja! Geborgen!

Und so ging das ein paar Wochen, die beiden trafen sich und redeten, gingen spazieren, durch den Wald, durch Parks und durch die Stadt; sie näherten sich langsam an und vertrauten einander, Heike erzählte von sich und ihren väterlichen Problemen, der Richard hörte zu und sagte irgendwas, und einmal, sie gingen wieder durch den Wald spazieren und küssten sich, wie so oft, da wollte der Richard mehr, aber Heike nicht, und da forderte der Richard sein Recht nach all den Wochen, schließlich war er ja ein Mann und Heike eine Frau, und eine verdammt attraktive dazu, und jetzt war es ja wohl langsam an der Zeit, das würde sie doch einsehen, und auch wollen! Verdammt, du musst das doch auch wollen! Und dann hat der Richard der Heike den Rock heruntergerissen und hat ihre Arme mit seinen viel stärkeren Armen festgehalten und ihren Mund zugehalten, und dann hat der Richard die Heike brutal vergewaltigt.

– Jooh, so war das denn,

endet Heike. Es herrscht Stille, und jeder fallende Kiefernzweig da draußen würde hier drin als Donnerwetter zu hören sein. Wir schauen abwechselnd zu Heike und woanders hin: an die Decke, auf den Boden, an eine Wand, raus aus dem Fenster.

Sabrina weint leise.

Thorsten starrt zu Heike.

Mir geht es schlecht.

Martin schäumt.

Jürgen ist außer sich und raschelt jetzt wie verrückt in seiner Douglas-Tüte herum. Und grunzt. Und atmet schwer aus, der alte Raucher. Büttner schaut ihn über die Brille an, fragend.

– Was ist mit Ihnen? Na-ah, Sie sind ja außer sich.

– Ja, bin ich! Wieso! Wieso, Heike, weiß ich nichts davon? Jetzt haben wir eine halbe Ewigkeit zusammen in der Raucherbude gestanden und uns alles erzählt. Du kennst mein Leben, meine ganze verfluchte Geschichte. Wir haben geraucht und geweint und gelacht und wieder geweint. Tag für Tag und Nacht für Nacht haben wir in der scheiß Futterkrippe gestanden und geraucht und geheult! Und ich weiß nichts davon! Was soll ich – bitte – davon halten? Heike!

Heike schaut auf zu Jürgen und zuckt mit den Schultern, aber nicht schuldbewusst, sondern ehrlich interessiert, fragend; sie weiß es doch auch nicht, wieso sie Jürgen nichts von dieser Geschichte erzählt hat; dem Jürgen, der seine Frau mit Anfang zwanzig kennenlernte – und lieben; der sie heiratete und der bis heute glücklich ist: verheiratet mit der ersten Liebe seines Lebens, sehr glücklich, so sieht es aus. Jedenfalls hat er sie bisher nicht betrogen, über all die Jahre, seit den frühen Zwanzigern. Warum auch, für was?

## PAKET

Ein dickes Paket ist angekommen. Ich finde die Benach-
richtigung im Postfach vor dem Speisesaal, wo es für jedes
Zimmer ein kleines Postkästchen hat. Einfache Briefe oder
Mitteilungen aus dem Stationszimmer (»Morgen 7 Uhr
Blutentnahme, bitte nüchtern!«) landen hier oder kleinere
Päckchen. Große Pakete müssen im Stationszimmer abgeholt werden, und ein lindgrüner Schnipsel, von Schwester
Sigrid oder einer anderen beschrieben, fordert mich dazu
auf. Ich gehe erst mal frühstücken. Mit Appetit. Komisch,
gestern Abend konnte ich kaum etwas essen, mir ging's
schlecht. Nicht körperlich, seelisch. Gestern war einer dieser Tage, an denen ich mich fühle, als wäre ich gerade erst
angekommen, oder schlimmer noch: als hätte ich es bitter
nötig, hier eingewiesen zu werden. An solchen Tagen spüre
ich zuerst die Unruhe, dann – ein winziger Auslöser
reicht – Angst. Und wenn die Angst weicht, fühle ich mich
nur leer und elend, nutzlos, depressiv. Immer noch – es
gibt diese Tage immer noch. Das wirklich Schlimme daran
ist, dass ich in diesen langen depressiven Momenten der
tiefen Überzeugung bin, dass dieser Zustand niemals wieder verschwindet. Ich würde dann für immer das nervliche
Wrack bleiben, unfähig, mich jemals wieder außerhalb der
Kuschelzone dieser Klinik selbst zu versorgen. Der Auslöser von gestern war, objektiv gesehen, besonders belang-
los, geradezu lächerlich.

Gestaltungstherapie. Alle malten, schraubten, sägten, taten irgendwas. Ein paar Tage zuvor war der Akkuschrauber abhandengekommen, großes Theater. In der Mittwochmittagsmeckerstunde wurde fast ausschließlich über den verlustigen Akkuschrauber diskutiert. Was für ein Zirkus! Krokowski behielt zum Glück die Oberhand und beruhigte die aufgebrachte Patientenmeute mit der Information, dass eine gut belegte Privatklinik durchaus über liquide Mittel in Höhe von 29 Euro für einen Akkuschrauber verfüge, man möge sich einfach gedulden. Gedulden wollte Jürgen sich aber nicht. Also ließ er einen seiner Brandenburger Kumpels kommen, der seinen Akkuschrauber abgab, danach mit Jürgen eine Zigarette rauchte und wieder verschwand.

Regelverstoß!

Nicht, dass der Kumpel kam und seinen Akkuschrauber brachte; auch nicht, dass er mit Jürgen rauchte, sondern dass der Akkuschrauber gestern von Jürgen mit in die Gestaltungstherapie gebracht wurde. Frau Bertani sind Regeln heilig, und eine der Regeln besagt, dass mit vorhandenem Handwerkszeug vorliebgenommen werden muss. Aber der alte Akkuschrauber war doch nicht vorhanden, er kam doch weg. Doch der Schrauber des Kumpels von Jürgen war nicht legitimiert, ergo: Schrauber – weg!

Und nun passierte das, was passiert, wenn Kommunikation so richtig schiefgeht: Jürgen packte den Schrauber des Kumpels entnervt wieder ein, verschränkte die Arme, schaute 90 Minuten starr geradeaus, tat nichts. Frau Bertani blieb stur, schwieg, ließ die anderen in Ruhe arbeiten, entfernte manchmal eine Fluse von ihrem Rock, so ging die Stunde auch um. In der Abschlussrunde ging es natürlich nur um diesen Drecksakkuschrauber. Jürgen machte seine Position klar; dass er ja wohl nur zum Wohle der Gemeinschaft gehandelt hatte. Frau Bertani machte nur sehr notdürftig klar, dass das Wohl der Gemeinschaft auch daran hing, dass sich alle an die Regeln hielten. Ein Wort ergab das andere, ein Satz folgte dem vorherigen, Sätze wurden zu Vorwürfen, Vorwürfe zu Anklagen, Anklagen zu Urteilen, Urteile zu Wut, Wut zu Verletzung. Wie im Leben. Dabei wäre es so einfach gewesen.

Mir war die ganze Zeit klar, an welcher Stelle es schiefgegangen war, wo die Ursache dafür lag, dass unsere Gruppe als Schreckensgruppe in die Geschichte der Klinik am See eingehen würde, dass noch Tage später von einem Aufstand der Gruppe F die Rede war. Was für ein Unfug. Nur hatte ich eben nicht die Kraft, mich in den Ring zu stellen, zwischen die Kontrahenten, Frau Bertani auf der einen, die sich um Jürgen gruppierende Gruppe F auf der anderen Seite. Dabei hatten Thorsten und Heike mich hilfesuchend angeschaut, wussten genau: Der könnte jetzt helfen, der hat doch mit Sicherheit die Situation analysiert und außerdem: seine ruhige Art, diese sonore Stimme, seine Erfahrung und sein Verstand würden zu einer Klärung beitragen. So wäre es auch sicher gewesen, das glaubte ich tatsächlich auch. Nur ging in diesem Moment leider mein Puls auf der Stelle hoch, das Blut schoss mir ins Gehirn, ich spürte Druck auf meinem Kopf, Schwindel, Panik. Zu hohe Erwartungshaltung! Nein, Herrschaften, ich rette eure Situation jetzt nicht. Ich nicht! Ich bin hier, um nicht zu funktionieren, also tue ich das jetzt mal, nicht funktionieren, Feierabend!

Was für eine lächerliche Wurst ich doch war, dachte ich. Ein Streit um einen Akkuschrauber hatte mich an den Rand meines Verstandes gebracht. So war das, gestern. Heute, fast 24 Stunden später, bewerte ich die Situation anders, weiß, dass da gestern ein Muster in meinem Unbewussten aktiviert wurde; und das hat in meinem Sicherungskasten die Panikfunktion eingeschaltet. So weit, so klar. Nur welches Muster? Auch jetzt, nach sechs Wochen, bin ich den Mustern in meiner Birne immer noch auf der Spur. Langsam gewinne ich ein Gefühl dafür, was los ist, ganz langsam. Das dicke Paket wird mir wahrscheinlich dabei helfen.

Jetzt gibt's erst mal Frühstück. Mit Appetit, jawohl! Woher nehmen die bloß diese leckeren goldenen Brötchen (Schrippen, genauer gesagt, wir sind ja in Ostelbien), die noch so voll und prall und knusprig und lecker sind wie damals bei Bäcker Lechleitner, frisch aus der Backstube neben unserem Haus? Ist Bäcker Lechleitner jetzt in Brandenburg? Ich dachte, der sei längst tot. Heike nickt zur Begrüßung, im Vorbeigehen, ohne Lächeln. Denkt sie gerade daran, dass ich denken könnte, dass sie an die Vergewaltigung denkt? Oder denke ich gerade daran, dass sie denken könnte, dass ich daran denke, dass sie an die Vergewaltigung denkt? Oder denkt sie an mein Versagen gestern, als es darum ging, den Akkuschrauber-Skandal zu managen? Ich kann sie fragen, heute Abend, denn wir sind zum Essen verabredet, in der Alten Schule (ausgerechnet!) in Reichenwalde. Ich schnappe mir zwei der prallen Schrippen, ziehe mir einen Café crème und lasse mich neben Brigitte nieder.

– Rüüüüüdiger! Endlich! Du warst zwei Tage weg!

War ich? Vielleicht war ich einfach zu anderen Zeiten essen. Oder gar nicht, wie gestern Abend. Ich merke erst jetzt, dass Brigitte permanent mit Ausrufungszeichen redet, interessant. Wieso habe ich das vorher nicht realisiert?

– Ich war nicht weg, war ich? Vielleicht haben wir uns verpasst, Brigitte. Wie geht es dir? Alles gut?

– Ja! Ja, ja, ja! Ich … krächz … bin so voller Energie! Ich glaube, ich kann bald zurück! Dieses Wochenende gehe ich schon mal auf Probe!

»Probe« heißt offiziell »Belastungserprobung« und ist

im letzten Drittel der Therapie angesagt. In dieser Phase gehen wir Bekloppten für eine kurze Zeit nach Hause oder in unseren Job, um zu erproben, wie sich das anfühlt, ob es wohl gehen wird. Brigitte wird in ihre Restaurants marschieren und ins Büro, nach dem Rechten sehen. Sie darf in ihre Firma.

Ich soll über Weihnachten zu meiner Familie.

– Wieso soll ich nicht in die Firma?,

frage ich Frau Wiechert.

– An Weihnachten? Was wollen Sie da?

Sie weiß natürlich genau, was ich meine. Es geht mir nicht um Weihnachten, das ist mir sowieso ganz egal. Es geht mir um eine sinnvolle Belastungserprobung. Aber eben in der Firma und nicht in der »Heimat«, in Bochum also, in meiner »Herkunftsfamilie«. Wenn meine Belastbarkeit in der Firma erprobt worden wäre, hätte ich das verstanden. Oder bei mir zu Hause, in Friedrichshain, in meiner Wohnung, die ich zuletzt nur aus der Perspektive eines nervlichen Wracks erlebt habe. Hätte ich verstanden. Aber ich soll in die Heimat.

– Was soll ich da?

– Weihnachten feiern. Wie alle. Das macht man so.

– Wie Sie meinen, Frau Wiechert ... Dann mache ich das so.

Artiger Patient, der Herr Doktor. Ich werde also über Weihnachten ausgesetzt. Gefällt mir das? Was soll das Getue mit der Familie?

Wenn das Lamm zur Welt kommt, fällt es einfach hinten raus, aus dem Mutterschaf. Die Herde zieht langsam kauend über die schmackhafte grüne Wiese, und unterwegs macht es »plumps«. Das kleine Lamm steht auf, wird im besten Fall etwas trocken geleckt, vielleicht; wenn nicht – auch egal. Es steht auf, das Lamm, läuft der Herde hinterher. Määähh. Es ist fertig, das kleine Schaf. Natürlich wird es noch etwas größer werden, aber im Grunde genommen fehlt ihm nichts, dem jungen Schaf. Es ist in der Welt und vergleichsweise vollständig. Bald wird es ein ganz normales Mitglied seiner Herde sein. Seine Mutter, die es jetzt noch säugt, wird das Lamm schnell vergessen, seinen Vater wird es nie kennenlernen. Da sind ja so viele Böcke in der Herde, auf der saftigen grünen Wiese, schmatz, kau.

Was für ein kompliziertes Säugetier ist dagegen der Mensch. Nach der Geburt: unfähig, allein auch nur zu überleben. Ohne die Fürsorge der Eltern wäre es in wenigen Stunden tot, das armselige menschliche Neugeborene. Und es wird nach seiner Geburt noch viele Jahre brauchen, bevor es halbwegs allein klarkommt. Denn es wurde nur mit einem unfertigen und unbrauchbaren Gehirn geboren, das Menschenkind. Zwar hat der Sicherungskasten des Lamms deutlich weniger Schaltstellen, deswegen ist das Lamm ja auch blöd wie ein Schaf, aber der Schafskasten ist wenigstens fertig, bevor er als Teil des Lamms hinten aus der Mutter herausfällt.

Das Gehirn des säugenden Menschen ist dagegen nur eine matschige Eiweißmasse. Und deshalb ist der Säugling angewiesen auf die Fürsorge und Verantwortung der Eltern. Eine zwingende Konsequenz aus der Evolution des Menschen. Denn für die Ausprägung von Bewusstsein war nun mal der präfrontale Cortex erforderlich, und der brauchte Platz. Ein Großhirn in einem Schafskopf unterzubringen wäre gescheitert. Und auch beim Menschen musste sich die Evolution etwas einfallen lassen, denn mit zunehmender menschlicher Vernunft und wachsendem Bewusstsein musste das Gehirn größer werden; der Cortex brauchte Platz. Nur musste der Säugling irgendwie aus seiner Mutter raus, und mit dem großen Gehirn konnte er nicht einfach hinten hinausfallen. Der Geburtskanal konnte aus rein praktischen Erwägungen aber nicht mitwachsen, denn sonst wäre eine dauernd umfallende menschliche Frau entstanden; ihr Becken wäre nämlich so breit geworden, dass die beiden weit voneinander entfernten Beine keine Kontrolle mehr über ihr Gleichgewicht gehabt hätten. Wie das auch ausgesehen hätte!

Die Lösung der Evolution: Der Mensch wird als Halbfertigprodukt ausgeliefert – fällt nicht einfach hinten raus und frisst Gras, sondern kommt als bräsiges Kleintier mit Matsch im Kopf zur Welt und frisst zerstampfte Möhren. Es entwickelt sich erst dann, langsam, über viele, viele Jahre. Genügend eiweißhaltige Nahrung vorausgesetzt, wird der halbfertige Mensch im Laufe der Zeit immer mehr Gehirnzellen aufbauen. Das ist gut, aber nicht ausreichend. Denn Gehirnzellen an sich nützen erst mal nichts – so als würde Frau Lange in dem leeren Regal einfach nur Buch an Buch nebeneinanderstellen. Man würde nichts finden. Nur die Verschaltungen der Zellen, die »Bahnung« von Erfahrungen, von Gelerntem, führt zu einem System, in dem man etwas findet und in dem Intelligenz entstehen kann. Und Vernunft. Deshalb ist es so wichtig, dass der Neumensch Hilfe erfährt beim Verschalten seiner Sicherungen. Ohne Hilfe ist er (in den ersten Jahren) tot oder wird (etwas später) nichts erfahren und deshalb auch nichts verschalten. Und er wird dann (noch viel später) verkümmern, weil er nicht gefordert wird, denn sein Schaltkasten wird verrosten.

Also: Familie.

Vater. Mutter.

Frau Wiechert nimmt sich heute Zeit, noch mehr als sonst. Als würde sie noch mal einheizen wollen, bevor ich Ausgang habe von der Klapse. Wie zur symbolischen Untermalung dreht sie unentwegt am Heizungsthermostat. Als ich mich von Frau Wiechert verabschiede, gibt sie mir noch den Rat mit, mich über Weihnachten mal zu beobachten, zu schauen, wie es mir in der Familiensituation geht. Es ist bratwarm in ihrem Büro. Da draußen ist es mittlerweile arschkalt.

Bitterarschbackenkalt.

Anderthalb Stunden habe ich, bis ich Heike abzuholen habe. Zeit, um schnell zum A-10-Center zu fahren, müsste gerad so klappen, 30 Minuten hin, 30 Minuten, um eine warme Jacke zu besorgen, 30 Minuten zurück. Es klappt. Gerad so. Meine neue warme Jacke ist schwarz, gut gefüttert und nicht zu schwer für die langen Wanderungen durch den ostelbischen Wald. Guter Deal. Heike hat wieder diese Brosche am türkisfarbenen Sakko (oder sagt man Blazer?). Sie wartet am Empfang, beim Stationszimmer, wie verabredet, kurz vor sieben. Bin gleich da, von meinem Zimmer zum Empfang kalkuliere ich zweieinhalb Minuten. Wie schnell man sich doch an räumliche Gegebenheiten gewöhnt, denke ich, und als ich um die Ecke zur Eingangshalle biege, bringe ich prompt den frisch aufgebauten und von Schwester Sigrid oder einer anderen liebevoll geschmückten Weihnachtsbaum zu Fall. Wir klauben das Nötigste auf und verlassen die Klinik. Ich fahre. Ich halte die Tür auf – Tür des Autos, des Restaurants. Ich bestelle. Ich zahle. Zwischendurch essen wir, reden, lachen; ich denke fast, ich habe ein Rendezvous. So sagt man doch, oder?

Die Alte Schule in Reichenwalde ist eines dieser wenigen gastronomischen Highlights im schönen Brandenburg. Denn so einzigartig die Landschaft und so schön die Dörfer hier auch sind, eine vielleicht irgendwann mal existierende kulinarische Tradition hat die DDR mit Stumpf und Stiel

ausgerottet, und nur wenige vielversprechende zarte Pflänz-
lein der gehobenen Esskultur sind mittlerweile neu entstanden. Die Alte Schule in Reichenwalde gehört ganz
sicher in die Spitzengruppe.

– Ist das hier eigentlich so ein Mutter-Sohn-Ding?,

will Heike wissen. Schließlich ist sie im Rentenalter.
Theoretisch könnte sie meine Mutter sein. Aber theoretisch
könnte ich auch der hochgewachsene blonde Mann mit
den blauen Augen sein.

– Oder eher ein Heike-Richard-Ding?,

gebe ich zurück, und wir müssen beide lachen. Psychotherapie ist zu ertragen, wenn man sie nicht allzu ernst
nimmt, auch mal etwas unvergoren sein lässt; oder einfach wirken lässt, ohne es ins letzte Detail zu analysieren.
Schade, dass wir nur mit Mineralwasser anstoßen dürfen.
Ein schöner Abend ist es trotzdem, wer hätte das nach unserem ersten Kennenlernen gedacht? Um 22 Uhr müssen
wir spätestens in der Klinik sein, wenn wir nutzlose Dis-
kussionen mit dem diensthabenden Arzt vermeiden wollen. Also sind wir artig und beenden den Abend, fahren
zurück, verabschieden uns. Jeder geht beseelt und gut ernährt in sein Zimmer.

Das Paket!

Ich habe doch glatt das Paket vergessen! Typisch, das
Wichtigste vergesse ich, um bloß meinen Tag perfekt zu
organisieren und nichts auszulassen. Ein bisschen was von
dem kalendergesteuerten Vorstand ist eben auch nach
sechs Wochen im Wald noch in mir drin. Also ziehe ich
meine Trainingshose an und gehe noch mal runter zum Stationszimmer, wo mich Schwester Sigrid mit einem Lächeln
empfängt. Und mit einem Paket im Arm.

– Ich wusste doch, dass es Ihnen spätestens auf dem
Zimmer einfallen muss.

– Oh, vielen Dank, das ist aber nett. Ich hatte schon befürchtet, dass ich erst morgen früh …

– Wir sind die ganze Nacht da, und nicht immer ist es besonders spannend hier, wissen Sie. Da freut man sich manchmal, etwas mitzudenken für die Patienten.

Ich frage mich nicht zum ersten Mal, ob das alles nur deshalb so angenehm funktioniert, weil es eben eine Privatklinik ist. So wie man eben auch sofort einen Termin zum MRT bekommt, wenn man Privatpatient ist. Ja, vielleicht ist das so. Muss ich deswegen ein schlechtes Gewissen haben? Ja, vielleicht, denn den Sinn eines solidarischen Systems, aus dem sich ausgerechnet die Gutverdienenden ausklinken können, habe ich nie verstanden. Ich habe aber bisher offenbar davon profitiert. Doch weiß man, wie lange noch? Wer weiß, wie viel ich als alter Mann für meine Krankenversicherung aufbringen muss? Es ist ein verdammt guter Service mit einer ziemlich miserablen Zukunftssicherheit. Trotzdem: Erst mal profitiere ich und nehme für mich in Anspruch, derzeit andere Sorgen zu haben.

Die kleine Schere aus meinem Kulturbeutel leistet keine besonders guten Dienste beim Öffnen des Pakets. Ich überlege, in den Speisesaal hinunterzugehen und mir ein anständiges Messer zu besorgen. Da fällt mir ein, dass ich noch dieses Schweizer Taschenmesser im Rucksack habe, das mir der nette Projektleiter der Schweizer Post im schönen Bern geschenkt hat. Man wird hier beim Check-in nicht kontrolliert. Patienten mit akuter Suizidgefahr werden entweder erst nach Intervention in einem benachbarten Krankenhaus aufgenommen, oder sie kommen auf die Akutstation, das ist ein Zimmer direkt beim Stationszimmer, in dem der betreffende Patient 24 Stunden täglich überwacht wird. So durfte ich mein Schweizer Taschenmesser behalten.

So, jetzt geht's besser. Zwei saubere Schnitte und zweimal ordentlich an den dicken Papplaschen gezogen, und das Paket ist offen. Von links nach rechts: orangefarbener grober Stoff mit quer eingewebtem Muster, dunkelblauer Kunststoff mit schwarzer Marmorierung, Plastik mit weißem Hintergrund und aufgedruckten roten und gelben Lampions im Fünfziger-Jahre-Stil, lilafarbenes Leinen, aus gelben und grauen Kunststofflamellen geflochtener Stoff, dunkelbraunes Lederimitat. Die Einbände der Fotoalben aus der Zeit der frühen siebziger bis späten achtziger Jahre taugen als anschauliche Designgeschichte dieser Jahre.

Ich bin gespannt, blättere die unsortierten Alben durch. Das ist meine Mutter – in den Sechzigern, noch bevor Christiane angedacht war. Ich sehe eine verdammt elegante Frau. Cooles Kostüm, könnte Chanel sein, wenn das zu der damaligen Lebenssituation gepasst hätte. Hatte es nicht. Aber ihre Ausstrahlung hätte ein Chanel-Kostüm gerechtfertigt, allemal. Ein Lächeln zum Umfallen. Kein Wunder, dass mein Vater sich das auf Lebenszeit sichern wollte. Hat dann aber so nicht geklappt. Weiter: Die elegante Frau hat ein kleines Etwas auf dem Arm. Daneben steht ein niedliches, vielleicht vierjähriges Mädchen. Und das Etwas? Nun ja, ich denke, dieses Knäuel bin wohl ich.

In dem mit dem lila Leineneinband: die ersten Farbfotos. Ich habe einen Apfel in der Hand und strahle in die Kamera. Die Türklinke hätte ich auch mit ausgestreckter Hand nicht erreicht. Ich mochte wohl Äpfel. Dann: Einzug ins neue Haus. Einweihungsparty. Tante Ruth wie immer hochtoupiert. Die Mutter auch – war wohl so, zu der Zeit. Dann, später: ein blonder Junge mit blasser Haut, viel zu dünn, hält eine Schultüte in der Hand und grinst blöd. Gibt es das eigentlich noch, spitz nach unten zulaufende Papptüten, halb so groß wie ein schulpflichtiges Kind, umge-

drehte geometrische Kegel also, meist mit Schokolade ge-
füllt und mit einem schulpflichtigen Kind dran, grinsend?
Letzteres bin in diesem Fall ich.

Und dann: ein Geburtstag, wohl der von Tante Ruth.
Alle sind da, die Bude ist voll, alle sitzen in Tante Ruths
Wohnzimmer und schreien durcheinander, so war das damals auf Familienfeiern. Auf einem Foto hält meine Mutter
einen Teller mit Essen in der Hand, lächelt in die Kamera,
als wäre das Essen nur zu Werbezwecken auf das Foto gekommen. Sie ist dünner geworden. Danach hören die Bilder auf, auf denen meine Mutter zu sehen ist. Es kommen
jetzt nur noch: Christiane, Tante Ruth, der Vater, Onkel
Willy, die Oma.

Und manchmal dieser Junge.

## WEIHNACHTEN

*Driving home for Christmas. Oh I can't wait to see those
faces. And it's been so long. But I will be there. I sing this
song. To pass the time away. Driving in my car. I'm driving
home for Christmas.*

Dabei fahre ich gar nicht nach Hause, sondern zurück in
den Wald. Weihnachten liegt nicht vor, sondern hinter
mir. Und doch habe ich erst jetzt dieses Gefühl, von dem
Chris Rea da im Radio singt. Vor einer Stunde bin ich am
Ostbahnhof angekommen, nur wenige Hundert Meter von
meiner Wohnung entfernt. Aber ich bin in die Bahnhofs-
garage gegangen, habe mein Auto ausgelöst und bin direk-
ten Weges auf die Autobahn gefahren; durch den Adlers-
hofer Tunnel, vorbei am Flughafen, weiter Richtung Süden,
am Schönefelder Kreuz Richtung Warschau. Es ist immer
noch arschkalt. Die Mark Brandenburg liegt voller Schnee,
und was nicht verschneit ist, ist vereist. Und was nicht vereist ist, ist künstlich. So wie das Klima in meinem Auto,
jetzt, nach einer Viertelstunde Fahrt, endlich wird es erträglich. Meine neue dicke Winterjacke hält zwar warm,
aber dazu muss ich erst mal warm werden, um es dann zu
bleiben. Wird langsam. Warm.

Die Autobahn nach Warschau verlasse ich wie gewohnt
in Storkow – und bin fast zu Hause, nur noch ein paar Kilometer bis zur Storkower Burg, danach links Richtung Scharmützelsee, hinter dem Ortskern Wendisch Rietz zweimal

rechts und dann noch zehn Minuten durch den mittlerweile dunklen Wald. Wie man sich in sechs Wochen umgewöhnen kann! Die dichten Wipfel der Kiefern über mir haben mir vor ein paar Wochen noch Angst gemacht, jetzt sind sie mir ein Dach, unter das ich schlüpfe. Selbst mein – im Vergleich zu meiner Wohnung – erbärmlich winziges Krankenzimmer kommt mir mittlerweile vor wie ein Luxusappartement: im Westflügel die Panoramalounge mit Lesesessel und Seeblick, zur Nordseite das Schlafzimmer mit Komfortbett und praktischem Lesekronleuchter, die Wellness-Landschaft mit Erlebnisdusche und Handtuchwärmer direkt hinter dem Eingangsbereich, dazwischen der offene Arbeitsraum mit Echtholzfurnierschreibtisch und Fachbibliothek.

Und im selben Gebäudekomplex: ein Gourmetrestaurant, Fitnessräume, eine Sauna, eine Reinigung, die Seeterrassen und – Tusch! – 24 Stunden Bereitschaftsdienst des durchweg freundlichen Empfangspersonals. Serviced Appartement mit Luxusausstattung nennt man das in Berlin-Mitte und verlangt dafür 25 Euro Monatsmiete pro Quadratmeter, aber auch nur, weil in Berlin-Mitte kein Seeblick zu haben ist, sonst wäre es teurer.

Chris Rea geht mir nicht mehr aus dem Kopf. *So I sing for you. Though you can't hear me. When I get through. Oh and feel you near me. Driving in my car. I am driving home for Christmas, Klingklangklong.*

Rote Bete mit Frühlingszwiebeln, Roastbeef mit Yorkshirepudding, eine geschichtete Kirschsauerei: Christianes Weihnachtsmenü. Seit ein paar Jahren hat sich die Tradition verstetigt, dass Weihnachten bei ihr gefeiert wird. So lange, bis wieder irgendetwas anderes passieren und sich zur neuen Tradition verstetigen wird. Neue Tradition – so was kann es auch nur in einer Familie mit jäh unterbrochener Sippenkontinuität geben.

Ich kann mich nicht einmal verschwommen daran erinnern, wie die Weihnachtsfeste nach dem Tod unserer Mutter ausgesehen haben, nicht die blasseste Idee. Geschweige denn, davor. Weihnachten mit meiner Mutter? Vollkommen unbekannt. Überhaupt haben die von Christiane in den Wald verschickten Fotoalben mir im Wesentlichen eine Frau gezeigt, die ich schon mal gesehen habe – viel mehr auch nicht. So, wie es aussieht, habe ich meine Mutter ausgeblendet, sie aus meinem Gedächtnis ausgestanzt. Die Erinnerungen an meine Mutter sind so zugeschüttet und umgepflügt wie ihr Grab, heute, mehr als 30 Jahre später. Wiese wächst jetzt da, wo sie beerdigt wurde. Noch ein paar Jahrzehnte, bis eines Tages auch Wiese über mir wächst, und dann ist nicht mal mehr jemand da, der sich erinnern oder beschweren könnte, dass sich ein vollkommen fremder Mensch, tot zumal, an der Stelle des Grabes meiner Mutter beerdigen lässt. Ein Kommen und Gehen auf dem Verwesungsacker, Biologie ist poesielos.

Herzlicher Empfang im Speisesaal. Man umarmt sich und wünscht sich frohe Weihnachten. Heike will sofort wissen, wie es war. Sie ist über Weihnachten hier in der Klinik geblieben, es gab ein Weihnachtsmenü, ohne Dekorationssprossen, großes Hallo. Und eine Ansprache von Krokowski. Scheint er gut gemacht zu haben, ist sicher keine leichte Aufgabe, lauter Patienten ein Weihnachten in der psychiatrischen Klinik schmackhaft zu machen. Heike und ich verabreden uns auf einen Tee nach dem Essen. Wolfgang ist noch nicht wieder zurück aus dem Weihnachtsurlaub, und deshalb sitzt Martin allein am Tisch; freut sich, mich zu sehen, will wissen, wie es war. Er war ebenfalls hier über Weihnachten.

Aber nicht allein.

– Wir müssen mal reden, ich muss dir was erzählen.

– Erzähl. Wir reden ja.

– Ich meine, unter vier Augen.

– Martin, an diesem Tisch sitzen nur wir beide. Die anderen Augen hier im Speisesaal können nicht hören, glaub mir.

– Es kommt mir ... Na ja, ich finde es ja auch ... Also, ich habe am letzten Tag vor Weihnachten von Frau Sulzbaum eine Therapiepuppe bekommen.

– Was ist das?

– Frau Sulzbaum?

– Gott, nein, eine Therapiepuppe!

– Eine Puppe.

Na klar, eine Puppe. Das sagt die Bezeichnung ja schon, irgendwie. Was macht man damit? Ich unterdrücke den aufkommenden Gedanken an aufblasbare Puppen, die zu meiner Abiturzeit gern mal auf den Auspuff des verhassten Mathelehrers gestülpt wurden. »Vanessa drei Öffnungen«, hieß eine davon in der Erotik-Werbung und wurde zur Spitznamengeberin einer Mitschülerin, die es nicht so genau nahm. Aber so was wird man doch nicht auf Kosten der Krankenversicherung bekommen?

– Eine Puppe, ja, aber wozu? Was für eine Puppe? Was heißt das denn, »Therapie-Puppe«?

– Kennst du das nicht? Das hat mir Frau Sulzbaum schon sehr bald nach meinem Einzug hier erklärt. Es gibt so Puppen, aus Stoff, die werden einem ausgeliehen, und die hat man dann.

– »Hat man dann«? Was macht man damit? Aus Stoff? Pfui!

– Wieso, die sitzt doch einfach nur da, schaut dich an. Mit sooooooo warmen und niedlichen Augen. Und sie lächelt.

– Aber wozu, verdammt?

– Wozu sie lächelt? Das ist doch eine Puppe. So ist halt der Mund aufgenäht.

– Ja, schon klar, das habe ich verstanden. Aber wozu brauchst du diese Puppe?

– Um an meine Gefühle zu kommen – sagt die Sulzbaum. Und die ist sooooo niedlich.

– Die Sulzbaum?

– Gott, nein, die Puppe natürlich. So warm und angenehm. Ich fand die Idee auch erst abstrus, aber dann hab ich mich drauf eingelassen. Und es funktioniert.

– Du musstest eine Puppe haben, um an deine Gefühle zu kommen?

– Ja. Ich hatte eben keine Fotoalben, weißt du?

Einspruch, Herr Amtsleiter! So geht das aber nicht! Es handelt sich hier um einen unzulässigen und überaus unangebrachten Vergleich! Puppe und Fotoalbum, lächerlich!

Er hat ja recht. Fürchte ich. Sage ich auch so. Was es alles gibt! Hätte man mir diese Geschichte vor ein paar Wochen erzählt, ich wäre sicher nicht hierhergegangen.

Ich bin müde, gehe zum Tee mit Heike.

– Wie war es denn?,

will Heike wissen. Tja, wenn ich das mal wüsste. Weihnachten war es.

– Okay eigentlich.

– Was hast du gemacht?

Ich erzähle Heike von Heiligabend, von Christiane und dem Vater und dessen Lebensgefährtin, die natürlich allesamt besorgt waren: der Junge in einer Psychoklinik, ach Gott, was muss man denn da fragen? Soll man Blumen mitbringen? Oder lieber Rotbäckchen-Traubensaft?

Ich hatte also meine Mutter aus meiner Erinnerung ausgestanzt; und jetzt, im Angesicht der vielgestaltigen Fotoalben und in direkter Weihnachtskonfrontation mit meiner

Familie wird mir erst klar, was das bedeutet. Ich Depp. So viel zum Thema Verdrängung ins Unbewusste. Theorie und Praxis der Psychotherapie am Beispiel des Doktor Striemer, 43, mit allem und scharf an Tisch fünf mit Rücken zum See.

– Was war noch? Du warst drei Tage weg.

– Tante Ruth hatte Geburtstag, den neunzigsten.

– Tante Ruth?

– Ja, Tante Ruth. Stimmt, wir haben nie über sie geredet, oder?

Bei Frau Wiechert war Tante Ruth öfter mal ein Thema, aber in der Gruppentherapie oder im Gespräch mit Heike bisher nicht: die große Schwester meines Vaters, Tante Ruth; die, die Verantwortung für uns, Christiane und mich – vor allem aber für mich, den kleinen Jungen –, übernehmen wollte. In ihre Lebenssituation passte das damals, denn ihr eigener Junge war mittlerweile erwachsen geworden, so alt wie ich heute, längst in beruflich und finanziell abgesicherter Position, ein Mann ohne Tadel, der Sohn von Tante Ruth. Sein Vater lebte nicht mehr, denn er »blieb im Krieg«. Tante Ruths erster Mann, der Vater ihres einzigen Sohns, war »gefallen«. Abartig zynische Begriffe dafür, dass Männer im Krieg erbärmlich umkamen. Horst Kröger, Tante Ruths erster Mann, wurde aber nicht etwa vom Feind erledigt.

Damals in Neuruppin.

Es war in den letzten Kriegstagen. Der erfolglose Postkärtchenmaler aus Wien hatte sich bereits in die Tiefen seines Berliner Führerbunkers zurückgezogen, wo unter zwei Meter starken Betondecken noch ein paar Tage lang widerlich stinkende Luft durch seine Lungen ventilieren würde. Sie enthielt immerhin noch Spuren von Sauerstoff, und der hielt das kranke Hirn des Postkärtchenmalers noch ein bisschen in Gang, notdürftig. Es sollte nur noch ein paar Tage dauern, bevor er sich endlich eine Kugel in den Kopf jagen und von seinen letzten Getreuen mit Benzin übergossen und angesteckt werden würde, da hatte Horst Kröger sich die Frage zu stellen, ob er seine Frau und seinen Sohn noch einmal sehen wollte. Dass der ganze Wahnsinn des Krieges nicht nur sinnlos, sondern auch unabänderlich verloren war, wusste da schon jeder. Jetzt ging es nur noch darum, am Leben zu bleiben oder in treuer Pflichterfüllung einen erbärmlichen und sinnlosen Tod zu sterben, jetzt, am Ende von allem, in der Fontanestadt Neuruppin, wo Horst Kröger stationiert war.

Also warum sich nicht den Russen ergeben und wenigstens ein Mal, zum ersten Mal, den Jungen sehen, den eigenen Sohn? Wie er entschieden hat, weiß man nicht, jedenfalls kam es nicht so, denn einer seiner Untergebenen schoss Horst Kröger, Tante Ruths Mann, aus nächster Nähe eine Kugel in den Kopf, ein paar Tage bevor der Führer nur noch dreckige Asche sein würde und nur wenige Tage bevor der Krieg sein Ende fand und Horst Kröger seine Ruth hätte wiedersehen und seinen Sohn hätte kennenlernen können. Keine Ahnung, auf welcher Seite er in dieser Stunde stand, so jedenfalls fand Horst Kröger sein brutales Ende als Vater ohne Sohn in Neuruppin, zwischen den Schinkel-Bauten, den klassizistischen Plätzen und Gebäuden, unter den Kastanien, nah am See.

Am selben Tag befand sich Onkel Willy schon in russischer Gefangenschaft, weit draußen irgendwo in Sibirien. Hatte er mehr oder weniger Glück? Horst war immerhin tot, Willy musste die Qual der Kriegsgefangenschaft erleiden, als deutscher Soldat. Kälte, Hunger, jahrelang. Ihr Schicksal hat eine große geografische Distanz zwischen ihnen gehalten, zwischen Horst und Willy, und doch würden ihre

Lebensläufe an einer Stelle in Kontakt treten. Denn Willy kam zurück aus dem Krieg, in dem Horst »blieb«, und er lernte die verwitwete Ruth Kröger kennen. Und Willy trat in die Rolle des Horst ein, als Ruths Mann. Ruth Kröger hatte Horst in den Krieg verabschiedet und bekam Willy zurück. Dazwischen hatte sie ihren Jungen allein aufgezogen, sechs Jahre lang, und dafür gesorgt, dass der verlorene Vater gar nicht erst zum Thema wird. Wie auch sonst damit umgehen? Es wurde ja dauernd gestorben. Also bloß weg mit dem Schmerz, mit der erbärmlichen Schwerelosigkeit in einem Universum aus Nichts, wenn plötzlich ein Elternteil für immer aus dem Leben gerissen wird. Und das hatte gut geklappt. Warum also nicht noch mal, 30 Jahre später?

– Nein, haben wir nicht.

Heike holt mich zurück aus tiefen Gedanken. Es ist spät geworden.

– Machen wir morgen. Ich erzähle dir die Geschichte von Tante Ruth. Und ihrem Sohn. Und Horst. Und Willy. Nach der Gruppe? Vorher habe ich Einzeltherapie bei Frau Wiechert.

– Ja, gerne. Gute Nacht, schlaf gut.

– Du auch, gute Nacht.

Ich klettere müde die zwei Etagen hoch zu Zimmer 354, drehe den Schlüssel um, zweimal. Klack klock. Und auf der anderen Seite drehe ich ihn schließend in die entgegengesetzte Richtung: klock klack. Die Heizung läuft auf Hochtouren. Draußen ist es eisig. Man könnte gefrorene Luft in Würfeln wegtragen, wenn man nur wüsste, wohin. Hier drin ist nicht genug Platz, und ich will auch keine gefrorenen Würfel im Zimmer haben.

*So I sing for you. Though you can't hear me. When I get through. Oh and feel you near me. Driving in my car.*

*Driving home for Christmas. Driving home for Christmas. With a thousand memories.*

Zeit, zu ordnen. Fotoalben nach links, unter das Seitenfenster. Weihnachtsgeschenke nach rechts, neben den Schreibtisch. Erinnerungen von unten nach oben, rauf in den Schaltkasten, hepp, hinauf. Ich ziehe wieder mal meine Trainingshose an und gehe noch mal kurz runter, klack klock. Jetzt schlafen schon alle, es ist still. Meine Badelatschen drücken sich in das bisschen Auslegeware unter ihnen, viel ist da nicht zur Pufferung. Flurseits rechts könnte man rausschauen, in den Wald, wenn es nicht gerade stockduster wäre, links die Türen zu den Zimmern; von mir aus gesehen Richtung Treppe: Nr. 353 (ehemals Paul), Nr. 352 (der Typ mit der Kettensäge), Nr. 351 (Sabrina ...). Dann rechts die Treppe. Klock, klock, klock, kl... Unten angekommen, schleichen ... Die Tür zu unserem Gruppenraum ist nicht verschlossen, ich taste mich an der Wand lang, um den Lichtschalter zu finden. Raufaser finde ich eigentlich ziemlich unangenehm. Egal, ich taste mich weiter, reibe meine Fingerkuppen auf dem Gemisch aus Splitterholz und Kleister und Farbe und Papier. Ich finde den Lichtschalter, piding, piding, piding.

Die Neonröhren erwachen jäh, und es wird hell. Aus Thorstens Zimmer gegenüber dringt weder Licht noch sonst irgendwas. Auch die anderen Zimmer sind dunkel und ruhig. Die Herrschaften Patienten und -innen schlafen. Allgemeine Ruhe, nicht mal die Kaffeemaschine macht irgendwas, und ich will Thorsten nicht wecken, sonst würde ich vielleicht einen Kräutertee ... Ach, was soll's, das kann er doch nicht wirklich hören. Drück. Glucker. Ppfffffft. Bsssst. Ich nehme mir den Tee aus der Maschine und einen der Stühle von der Wand des Gruppenraums und rücke ihn in die Mitte des Zimmers; setze mich auf ihn drauf und genieße es, hier mal ohne Büttner zu sein, ohne Jürgen und alle anderen. Nur ich, im Gruppenraum. Der Stuhl unter mir fühlt sich an wie immer, aber doch anders, jetzt, in der Nacht, er hält mich aber, stützt meinen mittlerweile fast 100 Kilo schweren Körper, während ich geradeaus starre, in Richtung Fenster, vorbei am Flipchart (das meines Wissens nie benutzt wurde) in die dunkle märkische Prärie, raus aus dem Gruppentherapiefenster in die frühe, aber dunkle und kalte Nacht – guten Abend, Brandenburg!

Ich stehe auf und schleppe meinen müden Körper zum Flipchart. Holzfreies Papier, ich reiße vorsichtig, aber konsequent ein großes Blatt ab, es schwebt zu Boden, langsam, der Luftwiderstand erlaubt es nicht schneller, die Gravitation würde ja gern, aber sie hat in diesem Fall mal nicht das Sagen, deshalb schwebt das große Blatt sehr, sehr langsam Richtung Teppichboden und schmiegt sich dann in einem letzten Schwung seicht an ihn an. Ich schnappe mir das Blatt und trage meine Beute für jeden sichtbar (wenn da jemand wäre) durch die Eiseskälte zur Malbude. Dort leihe ich mir den Kasten mit den Buntstiften aus und trage mein gesammeltes Handwerkszeug erneut durch Eis und Schnee in die Saftbar, wo ich zwei Tische zusammenstelle, direkt ans Fenster mit Ausblick auf den Garten, wo jetzt niemand mehr ist, denn er würde festfrieren, und deshalb ist jeder froh, auf seinem warmen Zimmer zu sein.

Überhaupt ist es still. Nach den Weihnachtsfeiertagen ist Ruhe angesagt. Ich bin hier unten ganz allein, und nur der Schein der Weihnachtsbaumlichterkette erhellt mein Papier, aber es reicht, um die Farben der Buntstifte zu erkennen und sie nach und nach auf mein Plakat aufzutragen. Ich sammle und ordne. Mein jetzt fast randvolles schwarzes Büchlein leistet dabei gute Dienste. Ich versuche, die bisher erarbeiteten Zusammenhänge festzuhalten und zu sortieren, erkenne neue Verbindungen zwischen alten Themen, überlege mir, wie all das jeweils auf meinen Sicherungskasten da oben im Kopf gewirkt hat. Mit jedem weiteren Tag wird sich mein Bild verdichten. Jetzt, nach über sechs Wochen, habe ich das Gefühl, dass sich das Puzzle langsam vervollständigt. Mein emotionales Relief liegt nach sechs Wochen Psychotherapie wie ein – hier und da verschwommenes, aber in den groben Zügen gut erkennbares – Aquarellbild vor mir.

Ich erkenne in ihm die unverarbeiteten Muster, die in den letzten Wochen und Monaten unbewusst abgerufen wurden: der Verlust der Mutter ohne echten Abschied; meine frühe selbständige Inangriffnahme des Projekts Leben; der Vater, der mit sich selbst genug zu tun hatte: Gerade den Schritt in die Selbständigkeit gewagt, stirbt ihm die Frau weg; Omas und Tanten (zuallererst Tante Ruth), die Ersatzfamilie spielen und so tun, als wenn nichts geschehen wäre und es nichts zu verarbeiten gäbe, bloß nicht an Erinnerungen rütteln; mein Weg vom Abitur über das Studium bis hin zur Promotion, konsequent, zielstrebig, eigenverantwortlich – Scheitern war keine Option. Ich begreife nun immer besser, wie mich all das geprägt hat, welche Reaktionsmuster sich in meinem Sicherungskasten gebahnt haben, wie die Ereignisse der letzten Wochen und Monate vor meinem Zusammenbruch die alten Muster aufgerufen und abgearbeitet und Panik verursacht haben; wie die Angst sich immer weiter aufschaukeln konnte, weil die Vernunftebene außer Betrieb geraten war. Theoretisch könnte man das bis auf die Ebene der chemischen Prozesse im Gehirn herunterbrechen. Theoretisch. Praktisch geht das natürlich nicht, und deshalb braucht es die Psychologie. Vor mir liegt nun eine bunte Landkarte meiner psychischen Situation und Historie.

Es ist spät geworden, ich bin hundemüde. Ich falte meine Psycholandkarte zusammen und nehme sie mit auf mein Zimmer, morgen werde ich das Ganze mit Frau Wiechert durcharbeiten.

Ja, genau – morgen. Ab morgen beginnt das Projekt »Zurück ins Leben«.

## LICHTUNG

Heute also Heike.

Vor ein paar Tagen schon hat sich Jürgen verabschiedet. Nach dreizehn Wochen! Ein schwerer Fall, würde man meinen, und so ist das wohl auch. »Bipolare Störung«, seine neu gestellte Diagnose, nachdem er schon neun Wochen hier gewesen ist. Bei einer bipolaren Störung schlagen die »Hochs« und »Tiefs« besonders stark aus, der Patient wechselt alle paar Wochen oder auch Monate sprichwörtlich zwischen »himmelhochjauchzend« und »zu Tode betrübt«. Therapier-, aber nicht heilbar. Medikamente sind dauerhaft notwendig und kompliziert einzustellen – über viele Wochen, in denen die Dosis unter strikter Beobachtung verändert wird. Nachdem Jürgen »eingestellt« war, wurde er entlassen. Ich drück dir die Daumen, Jürgen!

Und jetzt also Heike, verlässt heute die Gruppe und die Klinik. Therapie-Ende oder zumindest Ende des stationären Teils. In aller Regel suchen sich die Patienten nach der Entlassung einen lokalen Therapeuten am Wohnort und setzen die Therapie noch eine Zeit lang fort (so lautet die Empfehlung der Ärzte), weil der Klinikaufenthalt eben nur der erste Teil des Heilungsprozesses ist. So hat auch Heike eine Therapeutin gefunden, ungefähr in ihrem Alter, Heike wird sie übermorgen kennenlernen. Heute erst mal: Abschied.

Ich finde, das geht so nicht. Letzte Woche Brigitte, vor

ein paar Tagen Wolfgang. Natürlich tauscht man Telefonnummern und Adressen aus. Aber ob man tatsächlich Kontakt halten wird? Schließlich sind das ja keine Urlaubsbekanntschaften, sondern Schicksalsgemeinschaften. Spricht das nun eher für oder gegen zukünftigen Kontakt? Martin hat sich schon gemeldet, gestern Abend, per Mail, direkt nach seiner Ankunft in Zwickau; hat mir geschrieben, dass seine Therapiepuppe einen schönen Platz bekommen hat. Nach sieben Wochen Klinik hat mich das nicht mal mehr irritiert. So ist das eben, Martin hat zu sich gefunden, hat seine versteinerten Emotionen aufgebrochen, ist gestern als zufriedener Mensch verabschiedet worden in sein eigenes, normales Leben zu Hause. Wenn ihm dabei eine Puppe geholfen hat, ist das für mich kein bisschen befremdlich, es ist in Ordnung.

Es gibt hier ein Abschiedsritual, wenn jemand aus der Gruppe entlassen wird. Man darf sich wünschen, in welcher Form die anderen Gruppenmitglieder noch mal über den zukünftigen Expatienten Feedback geben. Dafür sind in der Regel die letzten 30 Minuten der Gruppentherapiestunde reserviert. Und dann kommt der Moment für die Medaille, eine Art Abschiedsgeschenk der Klinik, eine etwa fünfmarkstückgroße Münze mit einem geprägten Sinnspruch: »Gott gebe mir die Gelassenheit, Dinge hinzunehmen, die ich nicht ändern kann, den Mut, Dinge zu ändern, die ich ändern kann, und die Weisheit, das eine vom anderen zu unterscheiden.«

Abstrahiert man mal von Gott (wobei mich noch immer irritiert, dass in einer nichtkonfessionellen Klinik genau an dieser einen Stelle von Gott die Rede ist), kann man das so akzeptieren, finde ich. Der jeweils zu verabschiedende Gruppenteilnehmer darf sich wünschen, welcher seiner Mitpatienten diesen Spruch vor ihm stehend vorliest und ihm dann, als wirklich letztem Akt der Verabschiedung, die Münze übergibt. Gestern, bei Martin, hatte ich (zum ersten Mal) die Ehre – und das ist ganz ernst gemeint. Das hier ist ja keine Pflaumenkirmes und auch kein Aufenthalt in einer Kurklinik, sondern ein ganz massiver Einschnitt ins Leben. Und wenn jemand möchte, dass ich es bin, der diesen Einschnitt formal und feierlich beendet, dann ehrt mich das.

Heike geht. Ich empfinde das als Zumutung; muss an unser erstes Zusammentreffen denken und an die vielen Szenen mit Büttner; an Heikes trockenen, manchmal vielleicht sogar unbeabsichtigten, aber stets treffsicheren Humor, an die Wortgefechte mit Büttner, die er, so sympathisch er auch unbestritten ist, stets verlor. Nie, niemals vergessen werde ich diesen Abend im Speisesaal vor ein paar Wochen. Wolfgang, Brigitte, Martin und ich unterhielten uns gerad über die Alte Schule in Reichenwalde, wo mittlerweile jeder von uns schon mal für überschaubares Geld hervorragendes Essen eingenommen hatte. Da verschaffte sich zuerst ein leises Kichern von Heikes Tisch Zugang zu unseren bis dahin noch unsensiblen Gehörgängen. Heikes Platz hatte während unseres Aufenthalts zwischen dem Kaffeeautomaten und dem Buffet drei Tische von uns entfernt gelegen. Das Lachen wurde lauter – nicht nur das von Heike, sondern auch das von Katrin, meiner Saunabekanntschaft und Heikes Tischnachbarin.

Unsere Aufmerksamkeit wandte sich zu den kichernden Weibern an Tisch zwei. Kichernd? Ach was, jetzt wuchs ihr lautes Lachen exponentiell an, Katrin und Heike schauten mit weit aufgerissenen Augen in den vollbesetzten Speisesaal und schrien vor Lachen, versuchten, etwas zu sagen, sich zu erklären, zwecklos. Ich prustete zuerst, und dann dauerte es nicht lange, und alle mussten aus vollem Herzen lachen über die mittlerweile aus lauter lachender Verzweiflung am Garderobenständer Halt suchende Katrin; über Heike, der die Tränen literweise durch das Gesicht liefen vor lauter Vergnügen. Die geschätzten vierzig Personen im Saal lachten mit, herzlich und voller Inbrunst. Herrlich! Wir haben niemals erfahren, worüber die beiden eigentlich gelacht haben – war uns aus ganzem Herzen egal. So was gibt es eben auch, hier in der Klapsmühle.

Und jetzt soll Heike gehen? Ich kann das nicht gutheißen, das geht ja nicht! Nach der Gruppenstunde wird Heike noch zum Mittagessen bleiben, aber dann geht's los. Ich frage mich, wie es mir wohl gehen wird, in ein paar Tagen, wenn ich derjenige sein werde, dem die Sache mit Gott und der Gelassenheit vorgelesen wird, nicht auszudenken. Bin ich schon so weit wie Heike? In der Lage, wieder so wie früher zu funktionieren? Oder zumindest überhaupt mal ohne nennenswerte Störungen zu funktionieren? Ich weiß es nicht, aber das ist jetzt auch nicht das Wichtigste.

– Also, Frau Poets, wer soll es sein?

Büttner ist erfahren im Verabschieden. Unemotional. Routiniert.

– Natürlich Rü!

Heike nennt mich seit einiger Zeit Rü. Okay für mich. Und erst recht okay ist, dass ich die Medaille vorlesen und Heike offiziell verabschieden darf – ein großer, stolzer Moment.

Vor dem Mittagessen fahre ich schnell nach Bad Saarow und besorge eine Tulpe. Ich will nicht aufdringlich sein und lege sie auf Heikes Platz im Speisesaal. Es gibt zu Mittag irgendwas mit Sprossen obendrauf. Meine neuen Tischgenossen (ich bin jetzt der Letzte aus der alten Runde) reden auf mich ein, bla, bla. Heike winkt mit der Tulpe, fragenden Blickes. Ich nicke. Bla, bla, bla am Tisch. Heike nickt zurück, steht auf, nimmt Katrin in den Arm, schaut noch mal, nickt, geht raus. Bla. Bla. Bla, bla, bla. Bla. Die Leute am Tisch reden noch ein paar Minuten weiter, und ich beschließe, noch kurz auf mein Zimmer zu gehen, bevor der Klinikalltag wieder einsetzt und ich zum Body Scan muss. Ich lege meine Stoffserviette auf den Stuhl, verabschiede mich artig, verlasse den Speisesaal. Die Treppe in Haus 3, Blickrichtung Wald, ist vollverglast. Draußen bepackt Heike ihr Auto, schließt den Kofferraum, schaut in den Wald; dreht sich um, schaut hoch, erkennt mich hinter der Scheibe, freut sich, winkt. Lacht. Ich lache auch. Schön, wie es sein kann.

Nur noch ein paar Tage. Der ostelbische Winter verhält sich so, wie man es von ihm erwarten darf: Die Nächte sind erbärmlich kalt, genauso wie die Tage, die aber sind sonnig und klar. Die paar Himmelsfetzen, die ich durch die Kiefernwipfel sehen kann, wenn ich nach oben schaue, sind lecker sattblau, klarostelbischwinterhimmelblau. So wird es noch eine Stunde und 42 Minuten bleiben, dann wird die Sonne untergehen, und das Blau des Himmels wird immer dunkler werden, zuerst Richtung Heikes dunkelblauer Blume, dann weiter Richtung schwarzblauer ruhiger Nacht. Schwarz zu blau. 102 Minuten Zeit, um ein kleines Stück durch den Wald zu spazieren und »nachzufühlen« – auch so ein Begriff aus der Klapse.

Mit der Nachfühlerei ist es aber schnell getan (ich habe ja mittlerweile Übung), und meine Gedanken schweifen ab. Diesmal biege ich am Springsee links ab, in diesen kleinen Pfad, der auf der linken Seite von Kiefern, auf der rechten von Birken gesäumt wird. Er schlägt eine schnurgerade Schneise durch den märkischen Wald, es geht ein kleines bisschen bergauf, für hiesige Verhältnisse fast steil nach oben, weswegen man auch das Ende des Pfads nicht so recht abschätzen kann. Der Boden ist trotz wochenlangen Frosts weich, und fast fühlt er sich unter meinen Füßen an wie ein Sofakissen. Tausende, wohl Millionen von Nadeln polstern meinen Weg. Es ist noch immer hell – noch. Mit jedem Schritt versinke ich aufs Neue in das Sofakissen, und so geht es nur mühsam voran, und dann auch noch bergauf. Kälte ist derzeit überhaupt kein Thema, der Bewegungsmelder in meinem Körper hat die Temperatur hochgeschaltet, und bei der guten Dämmung (A-10-Center-Winterjacke!) geht auch so schnell keine Wärme verloren.

Stapf. Stapf. Hier unten ist tatsächlich kaum Schnee angekommen, trotzdem stapfe ich. Durch Nadeln. Nadeln von wer weiß wie vielen Bäumen aus wer weiß wie vielen Jahren. Vielleicht sind die Nadeln da ganz unten, einen guten Meter unter meinen Sohlen, schon vor der Eiszeit da gewesen, wer weiß? Stapf. Eiszeit. Wie kurz das erst her ist, nur ein paar Tausend Jahre, ein Nichts. Und doch: Wie sehr sich die Gegend, das Leben verändert haben. Stapf, stapf, stapf. Der Himmel über mir ist ein schmaler Streifen, der sich entlang meiner Gehrichtung zum Horizont verengt. Links und rechts dunkler Wald, oben blauer Himmel, geradeaus auch. Ansonsten Dunkelheit. Stapf. Ich sehe nicht viel mehr als Bäume, oder präziser: Baumstämme. Dazwischen ist nichts, es sind zu viele. Ich stapfe weiter hinauf. Langsam dunkelt es, aber ich will wissen, wie es da oben weitergeht, am Ende des Weges, am Ende der Birken, der Kiefern.

Stapf, stapf. Es knackt unter mir, neben mir, hinter mir, werde ich unruhig? Nein. Ich will das Ende sehen, will wissen, wie es zum Schluss kommt, will das Finale kennen, ist ja bald so weit. Stapf. Nach vorne, nach oben. Nicht hören, nicht sehen, was hinter mir liegt. Ich will jetzt nach vorne, ich bin so weit. Voraus! Das Ende des Weges ist zu ahnen, bald ist es so weit. Die Himmelfetzen werden dunkler, nur noch ein paar Schritte geradeaus. Stapf, stapf, stapf. Letzte Kiefer links, letzte Birke rechts. Noch einen Schritt weiter.

Über mir öffnet sich in einer unendlichen farbigen Leinwand der gewaltige Himmel. Hinter mir schließt sich der Wald. Ich stehe auf einer Lichtung, die Bäume um mich herum ragen hoch hinauf und geben jetzt den Blick frei nach oben, in die Weite, die in ein wärmendes Dunkelblau getaucht ist. Dunkles Dunkelblau. Ich schaue hoch, zu der riesigen kreisrunden dunkelblauen Himmelsfläche: wärmendes dunkles Dunkelblau. In diesem Licht sind die Bäume rund um die Lichtung nicht als solche zu erkennen, dazu ist der diffuse Glanz des Himmels noch zu dominant. Fast könnte es eine runde Mauer aus Beton sein, die diesen Ort begrenzt, nur nach oben bietet sich eine Öffnung, zur noch schwach glimmenden Atmosphäre.

Ich fühle mich wie in einer dieser Bond-Kulissen von Ken Adam, dem begnadeten Filmarchitekten der sechziger und siebziger Jahre; eigentlich Klaus Hugo Adam aus Berlin-Tiergarten, wohnhaft am Landwehrkanal – bis der aus Wien eingewanderte Postkärtchenmaler die Heimatstadt von Klaus Hugo zur Welthauptstadt Germania erklärte und historisierende Architekturen ersann, die Klaus Hugo Adams Heimatstadt einmal hätten bestimmen sollen. Daraus sollte nichts werden, aber Klaus Hugo Adam und seine Eltern haben dennoch fliehen müssen, zunächst nach London, wo Klaus Hugo Adams Vater, ehemaliger Besitzer eines Kaufhauses an der Leipziger Straße, beste Lage, Kreuzung Friedrichstraße, sehr bald sterben sollte. Er durfte nicht mehr erleben, dass sein Sohn einmal der berühmteste Set Designer der Welt sein und die fantastischsten Räume der Filmgeschichte erdenken würde.

Väter ohne Söhne, ohne Stolz. In eine dieser Adam-Kulissen fühle ich mich hineinversetzt, so kreisrund ist die Betonwand, die diesen mystischen Blick nach oben in den rätselhaft halbdunklen, blau schwelenden Himmel definiert. Ich muss aufpassen, bestimmt wird jetzt bald ein Evakuierungsraumschiff landen, und ein gebrechlicher Schurke mit Welteroberungsfantasien und einer Katze auf dem Arm wird hinaustreten und in seinen geheimen unterirdischen Palast unter dem märkischen Wald einfahren – vor allem aber hätte ich aufpassen sollen, dass ich nicht auf die Fresse fliege; so aber stolpere ich über einen Baumstumpf und liege mit dem Gesicht im Schnee. Ich befreie mich und den Baumstumpf und setze mich drauf, schaue hoch. Langsam beginnen die Sterne schwach zu leuchten, eher zu glimmen, noch ist es nicht vollkommen dunkel.

Stille. Es ist so still, dass man die Stille hören kann.

Nun sitze ich also auf einem kalten Baumstumpf am Ende der Welt, höre die unheimliche Stille des Nichts und schaue hinauf ins Universum, das ich – von meinem Heimatplaneten getragen – mit einer affenartigen Geschwindigkeit auf dem Weg um die Sonne durchrase. Ich fahre seit über vier Jahrzehnten als Passagier auf dem Planeten mit, jeden Tag, jede Nacht, jede Woche, jeden Monat, jedes Jahr. Bevor ich zum Mitfahrer wurde, war die Erde schon gut vier Milliarden Jahre unterwegs, mehr oder weniger unfallfrei, immer auf derselben atemberaubenden Laufbahn um die Sonne. Sie, die Sonne, und alle Planeten ihres Systems hatten sich zuvor aus einem Staubnebel gebildet, so wie man eine Boulette aus Fleischmatsch drehen kann, wenn man nur lange genug den Matsch in Rotation bringt. Und der Staub? Der flog so herum, nachdem zehn Milliarden Jahre vorher – nach allem, was wir annehmen – ein Ereignis stattfand, das wir heute Urknall nennen und über dessen Auslöser und Vorgeschichte wir ganz genau gar nichts wissen.

Vielleicht war da nichts. Vielleicht war da eine »Singularität«. Vielleicht war da aber auch alles. Wer weiß? Wir wissen nicht mal, ob es neben uns eines oder mehrere weitere Universen geben kann. Es gab unseres, nach dem Urknall. Oder besser gesagt: Direkt danach gab es erst mal noch kein wirkliches Universum, sondern nur Wasserstoff, sonst nichts. Alles andere hat sich aus ihm entwickelt. Nachdem das noch winzig kleine Universum plötzlich wie wild expandierte, als später die ersten Sterne entstanden, wurden die anderen Elemente förmlich gebacken, in extrem hohen Temperaturen. Aus den Atomen der unterschiedlichen Elemente entwickelten sich dann später durch pragmatischen Zusammenschluss die ersten Moleküle, so wie es gerad passte, zufällig. Aus Wasserstoff und Sauerstoff wurde Wasser, das als Dampf aus Vulkanen geschossen und später als schier unendlicher Regen die Erde bewässerte.

Ebenso zufällig, aber reproduzierbar (man kann das Experiment heute noch im Labor nachstellen) entstanden viele Milliarden Jahre später in den so entstandenen ersten Ozeanen Moleküle aus Wasserstoff, Sauerstoff und Kohlenstoff, die sich – wieder später – zu noch komplexeren Molekülen zusammenschlossen, den ersten Eiweißen. Diese formierten sich zu immer komplizierteren Konstrukten; je stabiler ein solcher Zusammenschluss war, desto langlebiger. Aus anderen Molekülen bildeten sich – wieder zufällig – geeignete Umhüllungen der Eiweißketten, sodass Letztere noch etwas länger stabil blieben, denn sie waren nun geschützt, in einer Zelle.

Und dann irgendwann passierte es: Zum ersten Mal wurde eine Umhüllung instabil, zerbrach, löste sich auf; aber die Eiweißkette fand eine neue Umhüllung, und zwar –

na? – zufällig! Und weil das Ganze sehr oft passierte, blieben viele der betroffenen Eiweißketten bestehen, sie überlebten. Der erste Generationswechsel war entstanden, die Eiweißketten konnten über lange Zeiträume stabil bleiben, denn sie fanden stets eine neue haltbare Hülle. Und so konnten sie sich anreichern (na klar: zufällig), um immer kompliziertere Aminosäuren hervorzubringen, und es entstand im Laufe der Zeit die DNA zum Speichern einer Information, welche an die neue Generation übergeben werden würde. Damit das hinreichend oft klappte, um so etwas wie Evolution in Gang zu setzen, waren schon verdammt viele Zufälle nötig. Jederzeit hätte das ganze System zusammenbrechen können. Warum tat es das nicht?

Vielleicht Schicksal. Vielleicht Gott. Wahrscheinlich aber: Zufall. Und genauso zufällig entstanden Fehler bei der Übergabe der Erbinformation von einer Generation in die nächste. Fehler, die zu jeweils minimalen Veränderungen der schützenden Umhüllungen führten. Die Varianten, die am besten in der Lage waren zu überleben und sich zu reproduzieren, bevor sie starben, verstetigten sich in diesem Milliarden Jahre währenden Prozess vom Werden und Vergehen. So entstanden zahllose Varianten, Pilze, Pflanzen, Tiere; dann immer besser angepasste Tiere, menschliche Tiere, der Mensch. Ich bin eine aus absurd vielen Zufällen entstandene, ziemlich gut an meine Umwelt angepasste Hülle für meine Erbinformation. So viel zum Sinn des Lebens.

Kann es das wirklich gewesen sein? Und wenn es so ist, wohin soll das führen? Theoretisch kann der Evolutionsspaß noch gute acht Milliarden Jahre weitergehen, dann wird sich die Sonne zu einem Roten Riesen aufblähen und die Erde samt allen Errungenschaften der Evolution verschlucken. Fertig. Sofern es die Menschen (oder was sich aus den Menschen bis dahin entwickelt haben wird) zu diesem Zeitpunkt nicht gerade auf einen anderen Planeten ausgewandert sein werden, ist Schluss. Und selbst wenn: In einer Trillion Jahre wird der Spaß definitiv vorbei sein – das Universum wird den Hitzetod sterben; alles hat ein Ende, nur die Wurst hat zwei. Und dann war die ganze schöne Evolution für die Katz, und die Frage nach dem Sinn des Lebens stellt sich erneut. So gesehen.

Anders gesehen ist bis dahin noch viel Zeit, und die Entwicklung hat ja gerade erst angefangen: Vor lächerlichen 1,5 Millionen Jahren hat der *homo erectus* zum ersten Mal ein Selbstbewusstsein entwickelt, erst vor 40 000 Jahren ist die Sprache entstanden; der *homo sapiens* ist gerade mal seit 25 000 Jahren auf der Erde unterwegs, seit 5000 Jahren kann er schreiben, und vor 3000 Jahren hat er angefangen zu philosophieren. Das kann man doch eine anständige Entwicklung nennen, die noch viel erwarten lässt, für die nächsten paar Milliarden Jahre. Zwar kann der Mensch weder besonders gut schwimmen noch klettern noch laufen, aber er kann denken. Für die Krone der Schöpfung hat die Evolution das Bewusstsein erfunden. Eigentlich eine hundsgemeine Einrichtung, dieses Bewusstsein. Sich das ganze Leben darüber im Klaren zu sein, dass eines Tages Torf aus einem wird, ist ja keine besonders motivierende Angelegenheit.

So ein Bewusstsein hat allerdings auch einen sehr praktischen Vorteil: Es erlaubt, Erkenntnis zu gewinnen – über die Welt, über das Leben, über sich selbst. Oder über was auch immer. Wenn wir also annehmen, dass der Mensch der vorläufige Höhepunkt evolutionärer Entwicklung ist, dann ist es nicht ganz unwahrscheinlich, dass die Fähigkeit zum Erkenntnisgewinn weiter ausgeprägt werden wird, dass sich das Bewusstsein weiterentwickeln wird. Noch weiter gesponnen: Wenn der zukünftige Verlauf der Evolution den Erkenntnisprozess immer weiter verbessern wird, wenn also auch die gewonnene Erkenntnis immer näher an die Wirklichkeit rückt, dann sind Erkenntnis und Wirklichkeit irgendwann identisch. Und genau an dieser Stelle ist auch in einem naturalistischen Weltbild wie meinem Raum für Spiritualität; sei es im Sinne herkömmlicher Religionen, sei es irgendwie ganz anders.

Aber dann sieht die Sache mit dem Sinn doch schon viel freundlicher aus! Ich überlege Folgendes: Vielleicht gibt es keinen besonderen Sinn für alles, aber wenn meine Existenz es mir ermöglicht, Erkenntnis zu gewinnen (und sei es in noch so einem kleinen Ausschnitt der Welt), dann ist das eine wunderschöne Herausforderung und bedeutet vor allem, dass ich in der Lage sein muss, zu lernen, Neues zu entdecken, zu bewerten und einzusortieren. Und unter welchen Bedingungen geht das am besten? Eben, wenn Begeisterung im Spiel ist, oder auch: Glück! So funktioniert nun mal das menschliche Gehirn, mein Sicherungskasten. Glück fördert Erkenntnisgewinn, das habe ich gelernt. Am Ende ist es also das Streben nach Glück, was mein Leben bestimmen sollte, und alles andere hat sich dem unterzuordnen.

Es ist jetzt dunkel, und außerdem zieht die Kälte mittlerweile durch alle noch so kleinen Ritzen meiner Kleidung, und ich bin durchgefroren. Ich muss los, freue mich auf die heiße Sauna. Ich schaue noch einmal nach oben, die Sterne funkeln jetzt ganz hell und klar. Hier im Wald, in der Mitte des Nichts, gibt es kein anderes Licht weit und breit. Es ist Stock. Finster. Ich kann die Milchstraße sehen, leuchtend zieht sie sich über den kreisrunden Himmelsausschnitt, zu dem ich hinaufschaue, eingerahmt von dunklen Bäumen. So viele Sterne. Ein Rahmen macht das Bild erst zum Bild. Sterne, so weit man schauen kann. Und dahinter geht es weiter, immer weiter, bis man irgendwann wieder am Ausgangspunkt angelangt ist, so will es die Krümmung der Raumzeit. Würde ich also immer weiter streng geradeaus nach oben schauen, immer weiter, immer noch weiter und dann noch viel weiter, ja, was wäre dann? Dann würde ich meinen eigenen Arsch auf einem Baumstumpf sitzen sehen.

Der erste Bär bäumt sich in der Spreeau vor mir auf, fast drei Meter groß, brüllend und todernst: bereit, mich zu fressen. Seine Pranken sind so groß wie Bratpfannen, seine Krallen sind mörderisch scharf. Der zweite Bär, nur etwas kleiner und mit räudigem Fell, hat in Rudow Stellung bezogen. Ich winke ihm zu und fahre vorbei.

Eine wirklich schöne Idee, die Zufahrten zum Berliner Ring und die Überquerungen der Stadtgrenze mit überlebensgroßen Berliner Bären zu markieren, jeder etwas anders, mal aus Stein, mal aus Bronze, mal böse, mal niedlich, aber alle sagen: Jetzt bist du bald in Berlin, hurra! Und wenn man in die andere Richtung fährt, aus der Stadt hinaus, verabschieden sie einen.

Abschied. Vor einer knappen Stunde habe ich mich ins Auto gesetzt und es aus dem Wald gesteuert. Es ist voll beladen, fast zwei halbe Tage hat es gedauert, all das Zeug, das sich in zwei Monaten angesammelt hat, ins Auto zu befördern und transporttauglich zu verstauen. Wo kommt das alles bloß her, ich bin doch nur mit dem Nötigsten eingezogen, damals, vor zwei Monaten? Gut, ich musste mich erst einmal eindecken in Bad Saarow, im einzigen Textilgeschäft am Ort, mit ein paar mehr Unterhosen und T-Shirts; damit die Blümchenfrauen im Keller der Klinik nicht dauernd nur für mich zu waschen hatten, ich hatte nicht mit zwei Monaten gerechnet. Und dann ist da noch der Karton mit Fotoalben, so was nimmt auch Platz weg. Und die dicke Winterjacke, die war auf der Hinfahrt auch nicht dabei. Und die zahllosen Bücher – abgesehen von dem ermüdenden Gewicht (es gibt keinen Aufzug in Haus 3 in der Klinik am See) nehmen sie einfach auch ziemlich viel Raum ein, hier im Auto.

Wenn ich überlege, dass ich mich noch vor zwei Monaten auf nicht mehr als eine DIN-A4-Seite konzentrieren konnte, bin ich ganz schön zufrieden; das ist doch mal ein messbares Ergebnis. Ich habe nicht nur sehr viel gelesen, sondern mir aus dem angeeigneten Wissen mal eben noch ein neues Weltbild gezimmert, wurde auch Zeit. Aber trotzdem – so viel Zeug … Na klar, die Mappe mit meinen Elaboraten aus der Gestaltungstherapie ist schon auch sehr groß, und dann noch die beiden schweren Specksteine. Oh, und die beiden Pullover und die warme Hose, die ich als Schutz vor sofortiger Erfrierung im A-10-Center besorgen musste, als der ostelbische Winter mit voller Härte einbrach. Da kommt schon was zusammen.

– Abschied wird ein Thema sein bei Ihnen, Herr Striemer, da sollten wir uns früh genug drum kümmern,

hatte Frau Wiechert schon vor vier Wochen gesagt. Damals hatte ich mich gerade mit dem Gedanken abgefunden, wohl doch noch etwas bleiben zu müssen. Ehrlich gesagt war ich sogar ganz zufrieden, noch nicht ausgewildert zu werden. Wenn man erst mal von hundert auf null runtergefahren wurde, dann dauert es, bis man wieder voll beschleunigen kann. Was habe ich eigentlich getan, in den letzten acht Wochen mit Frau Wiechert? Klar, wir sind mein ganzes Leben durchgegangen, haben mein emotionales Relief erarbeitet; haben darin die relevanten Hügel markiert und mir Zeit gegeben, nachzufühlen, was da zu fühlen gewesen wäre – wenn ich die damals eigentlich zuständigen Gefühle nicht erfolgreich verdrängt hätte.

Frau Wiechert und ich, wir haben gesprochen, wir haben gelacht. Ich habe geweint. Trauer und Entsetzen gefühlt. Sie hat gefragt, ich habe gefragt. Wir haben uns gefragt, was mit mir war, was mit mir ist. Wir haben mich auf links gekrempelt. Komisches Gefühl, kann ich nur sagen. Wir haben aus dem Fenster geschaut und geschwiegen – weil draußen die Sonne untergegangen ist und ihre Strahlen im flachen Winterwinkel auf den See geschickt hat. Und weil der See die Sonnenstrahlen dann auf die Kiefern reflektiert hat. Und weil die Kiefern daraufhin plötzlich einen glutroten, leuchtenden Mantel anhatten. Und weil alle plötzlich draußen standen, das leuchtend rote Spektakel über dem See, in den Kiefern, hier bei uns im Wald bestaunten. Sprachlos. Stille warme Sprachlosigkeit. Wir haben nachgedacht, Frau Wiechert und ich, und überlegt. Haben uns angeschaut und dann wieder losgeplappert. Wir haben uns beobachtet; wir haben mich beobachtet. Ich habe mich beobachtet. Ich habe Therapiestunde für Therapiestunde einen ganz schön interessanten Menschen kennengelernt. Er ist ein Mann. Er heißt Ich.

Die geniale Frau Wiechert hat ihn mir gezeigt – in all der ganzen bequemen wie unbequemen Wahrheit. Wie klug sie das angestellt hat. Wieso hat es dann aber doch so lange gedauert? Hätte ich nicht doch eher gehen können? Ich glaube nicht. Und selbst jetzt, nach acht Wochen, fällt es mir unerwartet schwer. Ich habe ein ganz mulmiges Gefühl da unten in der Magengegend, während ich den Rudower Bär passiere und die Berliner Stadtgrenze überschreite. Weit hinten am Horizont liegt die dicke Kugel des Fernsehturms auf dem Horizont. Die Winterluft ist klar und wirkt wie eine Lupe. Von wo man auch kommt: Die Fernsehturmkugel sieht man eine halbe Stunde bevor man am Alexanderplatz ist, ein echter Orientierungspunkt. Und auch wieder ein Zeichen für: Komm her, hier bist du zu Hause.

Zurück ins Leben. So heißt ein Slogan der Klinik am See, und das steht mir bevor. Morgen früh werde ich mich in den Zug setzen und nach Dortmund fahren, zuerst jeweils ein Einzelgespräch mit den Vorstandskollegen und Volker führen, dann am Abend direkt eine Vorstandssitzung absolvieren. Starker Tobak für den ersten Tag nach dem Burnout. Ich denke tatsächlich »Burnout«. In der Arbeitsdimension, in der ich gerade denke, ist das in Ordnung, auch wenn ich mir vorgenommen habe, keinerlei Umschreibungsversuche zu unternehmen für das, was mich da ereilt hat: eine psychische Krankheit. Frau Wiechert hatte kurz überlegt, als ich ihr den Plan für meinen ersten Tag nach der Rückkehr vorgetragen habe. Aber dann war sie so gut wie einverstanden.

– Ich finde das in Ordnung, solange Ihnen klar ist, dass es schiefgehen wird; dass sie ziemlich sicher mit ihren alten Symptomen in Kontakt kommen werden. Und solange Sie sich anschließend Zeit nehmen, bewusst zu verarbeiten, was da geschehen sein wird; und solange Sie sich dafür das anschließende Wochenende frei halten.

Wie könnte ich mir das Wochenende nicht frei halten? Ich komme gerade aus dem Nichts, hatte fast keine sozialen Kontakte aus meinem normalen Leben. Marc hat mich hier besucht und Fuchs; Christian natürlich auch und Christiane. Davon abgesehen war ich abgeschnitten. Von allem und allen. Abgeschnitten am Ende der Welt, was sollte ich wohl vorhaben?

An der Buschkrugallee fahre ich ab, weiter auf die Karl-Marx-Straße, mitten durch Neukölln. Bis hierher hatte der Hobrecht-Plan nicht gereicht, aber beim Weiterbau der Stadt nach Süden hatte man sich an seine Vorgaben gehalten:

strikte Blockrandbebauung mit einer Traufhöhe von höchstens 22 Metern, das ist bis heute gültig, von besonders zugelassenen Ausnahmen abgesehen. Rechts und links 22 Meter hohe Häuser, sechs Stockwerke in der Regel, alles um die vorletzte Jahrhundertwende und den darauffolgenden 20 Jahren erbaut, die Vorderhäuser farbig gestrichen, im ersten Hof noch ausschließlich Wohnungen, für die noch gut betuchten Leute, im zweiten, dritten, vierten Hof immer weniger Farbe, nur das Grau dominierte, dann, weiter hinten, immer mehr gewerbliche Nutzung, Lärm, Gestank, kaum Licht. So war das damals, und so ist die Gebäudestruktur bis heute im Wesentlichen erhalten geblieben, wenn auch kaum noch Essiggurkenfabriken und Schlossereien in den Hinterhöfen angesiedelt sind, sondern entweder Lofts oder Leerstand, je nach Bezirk und Kaufkraft. Berlin ist unromantisch.

Das gilt heute, das galt damals. Kein Wunder, dass die Leute rauswollten, nach Bad Saarow, an den See, an die Luft. Und während ich durch diesen Moloch fahre, durch die steilen Schluchten mit 22 Metern Tiefe, kann ich das nachfühlen. Mir kommt das unwirklich vor, so als würde ich durch eine fremde Szenerie fahren. Schnurgerade Straßen, von denen man aber dennoch nur die nächsten 500 Meter erahnen kann, denn dahinter ist das Gewimmel zu dicht: das Gewimmel aus Häusern, Autos, Menschen, Fahrrädern, U-Bahnhöfen, Bordsteinen, Leuchtreklamen, Laternen, Asphalt, in Fenstern sich spiegelndem Sonnenlicht, Unterführungen, Dachfirsten, Lkw, Kaufhäusern, Rathäusern, Straßenbäumen, Friedhofsmauern, Balkonen, Portalen, Bürgersteigen, Ampeln, Straßenecken, Verkehrsschildern, Hauseingängen, Regenrinnen, Entwässerungsrohren, Dampf, Ruß, Rauch, Elektrokabeln, oberirdisch verlegten Entwässerungsleitungen, Parkuhren, Parkverbotsschildern, Wegwei-

sern, Pflastersteinen, bei offenem Fenster auf die Straße we-
henden Gardinen, Storen, Vorhängen, über die Straßen
gespannten Stromkabeln, Hunden, Polizisten, Ordnungs-
amtsmitarbeitern, Dealern, Straßenfegern, Passanten, Nutten,
Buchhandlungen, Bestattungsinstituten, Obst- und Gemüse-
händlern, Blumenläden, Kneipen, Restaurants, Holzhänd-
lern, Schuhgeschäften, Dönerbuden, Wasserklosetts, Quer-
straßen, Brücken, Plätzen, Gyrosständen, Wasserständen,
Dönerklosetts. Große Stadt.

Am Hermannplatz biege ich rechts ab, dann halblinks in
den Kottbusser Damm. Ich überquere den Landwehrkanal.
40 Prozent der Stadt bestehen aus Grün und Wasser. Die
anderen 100 Prozent aus Stein und Beton und Teer und
Dreck. Es gibt über 30 Kilometer lange U-Bahn-Linien; und
Clubs, die von Freitag Nacht bis Montag Morgen geöffnet
sind, durchgehend; und nicht selten ist auch deren Publi-
kum durchgehend geöffnet. Es geht halbrechts in die Ma-
riannenstraße, dann rechts in die Skalitzer. Immer entlang
der U1, vor dem Schlesischen Tor biegt die Straße um den
U-Bahnhof herum, dahinter geht es in eine Rechtskurve,
direkt vorbei an der angesagten Burger-Braterei in einem
ehemaligen Pissoir unter dem Hochbahnviadukt. Auch das
ist Berlin, große Stadt.

Dann die Oberbaumbrücke, links Stadtpanorama mit
Spree und untergehender Sonne, die sich wieder mal ge-
nau hinter die Fernsehturmkugel geklemmt hat, um den
Touristen, Eingeborenen und Zugezogenen eine perfekte
urbane Abendstimmung zu bieten. Erfolgreich. Warschauer
Straße geradeaus.

Links. Noch mal links. Einfahrt. Parken. Ich schaue mich
um. Hier ist mein Zuhause. Ich schaue hoch zu meinem
Balkon. Da ist nichts, was auch? Es ist tiefer ostelbischer
Winter; Vegetation: Fehlanzeige. Die rechte Seite des Hau-

ses ist mit hellbraunem Sandstein verklinkert, die linke mit eierschalenfarbenen glasierten Ziegeln. Ein typischer Berliner Hinterhof, ohne Essiggurkenfabrik, ohne Möbelfabrik, die hier früher mal war und in der ich jetzt wohne. Das ganze Zeug lasse ich im Auto. Erst mal. Ich bin nervös. Zwei Monate. Soll ich mich freuen, oder soll ich verzweifeln? Ich krame in meiner Hose nach dem Schlüssel und gehe auf die Haustür zu.

– Was meinen Sie mit Rückfall? Alte Symptome?,

habe ich Frau Wiechert gefragt. Als wenn ich das nicht genau gewusst hätte.

– Das wissen Sie doch ganz genau, Herr Striemer. Es hat lange gedauert, sich diese Angsterkrankung einzuhandeln, und es wird schon noch ein bisschen dauern, sie sich wieder abzugewöhnen. Das letzte Viertel liegt noch vor Ihnen, und Sie wissen, dass es Zeit braucht.

Kommt mir plausibel vor, weiß ich ja. Die Bahnung neuer Strukturen dauert etwas. Nur durch stete Wiederholung verschaltet mein Gehirn breite Bahnen, mit permanenter Nutzung werden daraus Autobahnen. Doof nur, wenn sich eine ungewollte Funktion gebahnt hat, so wie Angst oder Depression. Wenn die verhängnisvolle Achse aus Amygdala und Hypothalamus für immer mehr Panik, mehr Adrenalinausstoß, mehr Schwindel sorgt. Und wenn der präfrontale Cortex dann auch noch außerstande ist, eine vernünftige Bewertung der Situation abzugeben – weil er mit Mustern aus der Vergangenheit beschäftigt ist. Alles dumm. Alles unerwünscht. Aber real.

– Ja, das letzte Viertel, ich weiß. Ich … Das letzte Viertel. Frau …

– Herr Striemer, das müssen Sie alleine machen. Und natürlich werden Sie das. Sie werden das! Lassen Sie sich umarmen!

Ein paar Tränen folgten der Schwerkraft durch mein Gesicht nach unten. So war das. Bin dann ein letztes Mal auf mein Zimmer, habe mich verabschiedet, vom See, vom Wald, von meiner Villa am See, mit Echtholzfurnierschreibtisch und Erlebnisdusche und Panoramalounge im Westflügel; habe traurig einen letzten Blick riskiert, von der Eingangstür durch Zimmer 354 hindurch bis raus zum See. Tür zu, habe abgeschlossen; den Schlüssel abgegeben bei Schwester Sigrid (routiniert trauriger Blick, ehrlich herzlicher Abschied), mit der letzten Tasche und meiner Medaille in der Hand raus zum Auto; Tasche reingestopft; Kofferraum zugepresst; in den Wald geschaut; hochgeschaut zum Treppenhaus – keiner da. Kalt. Ich für mich. Jetzt wieder. Nach zwei Monaten. Nur ich.

Icke wieder.

Stehe vor meiner Tür; klack klack.

Abschied ist ein Thema bei mir, das hat Frau Wiechert vollkommen korrekt erkannt. Damals, nach dem ersten Job im Supermarkt, als ich die Chance bekam, für dasselbe Geld viel weniger dreckige Arbeit zu machen: Zweifel, Gewissensbisse. Jede Trennung von Liebschaften oder Beziehungen: wochenlange tiefste Traurigkeit. Wohnungsumzug (obwohl gefühlt dreitausendmal vollzogen): großer Zweifel, ob ich in dieser neuen Drecksbude jemals glücklich werden könne. Immer dann, wenn ich (endgültig) ging: Problem. Wenn andere gingen: Dann war das so. Kein Problem. Dann soll die Mutter doch gehen, ich kann daran nichts ändern, komme schon klar, schalte um. Aber sie war nicht gegangen, ich war gegangen – durch den Stadtpark, runter zur Gudrunstraße, wo der Bus hielt. Wenn ich gehe: Problem. Wenn andere gehen: kein Problem. Wenn ich dafür sorge, dass andere gehen: auch kein Problem.

Natürlich muss man manchmal Leute vor die Tür set-

228

zen. Nicht schön, irgendwie, aber solange ich weiß, dass die Entscheidung fair oder mindestens begründet ist: kein Problem. Dann ist das so. Nächster Punkt. Wenn jemand sich entscheidet zu gehen: schade vielleicht, oder auch nicht, jedenfalls kein Grund zur Trauer. Wenn ich selber gehe, tut es weh. Selbst jetzt, wo ich aus der Klapse komme (und es war ja wahrlich kein Wunsch, mal zwei Monate in einer psychiatrischen Klinik zu verbringen), empfinde ich Abschied als trauriges Ereignis – einschneidendes trauriges Ereignis.

Klack klack. Klock. Ich drücke die Wohnungstür auf; trete ein, die Tür fällt ins Schloss. Meine Hände stecken in den Hosentaschen, der Kragen meiner Winterjacke ist hoch aufgestellt, denn da draußen ist es immer noch bitterarsch-backenkalt. Hier drin geht es. Gisela hat die Heizung aufgedreht. Eisblumen am Fenster, von außen. Was soll ich hier? Meine Mütze wärmt meinen Kopf, ich bin froh, sie zu haben. Würde da ein Spiegel stehen, direkt an meiner Eingangstür, ich würde einen Mann sehen, der skeptisch dreinblickt, die Hände in den Taschen, die Arme durchgedrückt, sodass seine Jeans in den Kniekehlen hängt und auf den Turnschuhen Falten wirft. Unter seiner Jacke lugt der Saum eines hellgrauen Pullovers hervor, maschinell gestrickt mit farbigen Einschlüssen, dazwischen kommt der oberste Bereich der Bad Saarower Unterhose zum Vorschein. Oberhalb der schwarzen Jacke mit den aufgenähten Taschen lassen der aufgestellte Kragen, der Bart und die Mütze nur wenig Gesicht erkennen. Es sieht gesund aus, das Gesicht des Mannes im Spiegel; nicht unterernährt, nicht zu blass. Sein Blick: unsicher, als würde ihm die Situation gerade etwas zu viel abverlangen. Seine linke Augenbraue ist etwas hochgezogen, insgesamt sind seine Augen halb verschlossen, so als musterte er die Umgebung und brauche dafür mehr Schärfe in der Optik. Er blickt ungläubig, abtastend. Dieser Riesenraum. 500 Kubikmeter Raum am Stück. Das ist zwanzigmal so viel, wie er in den vergangenen zwei Monaten an Privatsphäre hatte. Und das hier soll sein Eigentum sein, von niemandem einzusehen, zu beanspruchen. So groß. Was soll er hier? So allein.

Aber da ist kein Spiegel. Ich ziehe meine Jacke aus und lasse sie auf den Boden fallen. Milena hat zwischendurch sauber gemacht, jedenfalls habe ich keine Skrupel, meine Jacke auf den ihr anvertrauten Bodenbelag gleiten zu lassen, während ich langsam Besitz ergreife von meinem Eigentum. Ich schaue nach oben, zu den preußischen Kappendecken, nach unten, auf Milena-gepflegtes Holz, nach draußen, in die sonnengelb glühende Kälte. Ich bin wieder da. Warum noch mal wollte ich hier so ungern weg? Klar, es ist schön hier, aber was bedeutet das schon? Und groß und großzügig. Aber was bedeutet das schon? Und es ist meins. Aber was …

Ich habe Hunger und bin müde. Abschied macht müde. Und hungrig. Ich nehme einen Topf aus dem Regal, befülle ihn mit Wasser, stelle ihn auf den Herd, schütte Salz rein, setze den Deckel auf, bin zufrieden: Ich koche! Erstmalig! Seit acht Wochen! Zwei Monaten! Jawoll! Und zwar Wasser! Da sind noch ein paar Nudeln im Schrank, denen ist durch die Lagerung nichts passiert und auch nicht dem Pesto aus dem Glas, gültig bis 03/15.

Ich koche! Früher habe ich hier in dieser Küche komplizierte Menüs hergestellt für viele zufriedene Freunde, heute reicht mir das Erhitzen von Wasser und die anschließende Garung von Teigwaren, für mich alleine. Hätte ich ein Ei, ich würde es als Hochamt des Kochens erhitzen und garen und anschließend pellen und ohne Sprossen servieren! Ja! Jawoll! In meinem Überschwang ziehe ich den Korken einer dieser Chardonnay-Flaschen aus dem Trentino auf, er fliegt nach der Entfernung vom Hebelkorkenzieher hoch durch die jetzt schon lauwarme Luft der Möbelfabrik und landet mit dem korkeigenen Plockern auf dem Holzboden, was für ein schönes Geräusch. Ich schütte ein, gluck gluck gluck gluck, auch das so ein schönes Geräusch, ich probiere, herrlich! Zwei Monate habe ich auf den Genuss eines kühlen Glases Weißweins verzichtet, so wie überhaupt auf Alkohol in jeglicher Form, ging gut. Aber jetzt genieße ich es doch sehr; der Verzicht ist eben die andere Hälfte des Genusses. Das eine ohne das andere führt ins Unglück, so rum oder so rum.

Mit ein paar Nudeln und einem Glas Chardonnay im Bauch und einem weiteren in der Hand stehe ich am Fenster und schaue in den Hof. Nichts mehr mit See. Nichts mehr mit Kiefernwald. Nichts mehr mit Milchstraße. Wieder zu Hause. Der sonst so grüne Hof bietet nur kahle Bäume und Sträucher, in denen sich Massen von Schnee verfangen haben, die Wiese ist auch weiß, reflektiert schwach das bisschen Mondlicht. Bin wieder da. Die Heizung wird jetzt angenehm warm, ich denke an morgen. Volle Packung: Reise nach Dortmund, zum ersten Mal seit zwei Monaten wieder Kontakt mit der Firma. Und dann, abends, direkt Vorstandssitzung. Nichts mehr mit Gesprächsgruppe. Nichts mehr mit Gestaltungstherapie. Nichts mehr mit Federball. Volles Programm.

Mein Berliner Büro werde ich erst nach dem Wochenende wieder in Beschlag nehmen, morgen ist erst mal Dortmund dran, die Zentrale, da, wo alles anfing, mit der Firma, mit meinem Studium, mit meiner Karriere. Bin gespannt. Vorerst schaue ich weiter in den Schnee, es läuft jetzt Musik. In den zwei Monaten im Wald habe ich tatsächlich entdeckt, dass ich Musik hören kann, einfach so, ohne irgendwas dabei zu tun. Nur Musik hören. Sensationell für jemanden, der immer mindestens drei Dinge gleichzeitig getan und der Musik nie wirklich gefühlt hat. Ich falte ein Hemd und packe ein paar Sachen ein. Nach der Vorstandssitzung werde ich die Nacht in Dortmund verbringen, es wird zu spät sein, um noch zurück nach Berlin zu kommen, und es gibt ein Hotel direkt neben der Firma. Musik. Schnee. Weißwein. Telefon. Christiane heißt mich fernmündlich willkommen zu Hause. Wie nett. Da ist die Bochumer Schwester im Telefon, und doch fühlt es sich an, als würde mich hier jemand begrüßen, in meiner Berliner Möbelfabrik.

– Wie geht es dir?

– Weiß nicht. Ehrlich gesagt. Rein körperlich ganz gut, ich habe zwei Gläser Weißwein getrunken. Aber sonst … Fühlt sich schon komisch an.

– Was?

– Hier zu sein. Ich frage mich irgendwie, was ich hier soll. So alleine.

– Kann denn niemand kommen? Christian?

– Nein, der ist in Kassel. Und ich will auch niemanden. Ich will alleine sein. Es ist nur …

– Was?

– Weiß nicht. Ich habe mich so gut gefühlt. Im Wald.

– Ja, verstehe. Aber ist das nicht toll? Kannst du dich erinnern, wie sehr du dich gewehrt hast, wochenlang? Gegen die Tatsache, dass du rausmusstest? In die Klinik? Und jetzt merkst du, dass das gar nicht so schlecht war! Dass du dich sogar wohlgefühlt hast. Du hast dich selbst kennengelernt. Und nun musst du mit dem klarkommen, was du da kennengelernt hast, und das irritiert dich erst mal. Das ist doch normal!

Sie hat recht, auch wenn sie mittlerweile fast so viele

Ausrufezeichen spricht wie Brigitte. Ich habe mich tatsächlich viel besser kennengelernt, jedenfalls habe ich viele Aspekte von mir erfahren, die mir vollkommen unbekannt waren. Ich muss mich erst wieder an mich gewöhnen. Ich werde langsam müde, verabschiede mein Schwesterlein und lege mich hin. In mein eigenes Bett. Durch die Jalousien schimmert leise das Licht des Monds und taucht mein Schlafzimmer in ein warmes Dunkelgelb. Ich liege mit einem fremden Mann im Bett. Außer mir ist niemand da. Mal sehen, was wir beide so anstellen werden, in nächster Zeit.

Im ICE nach Dortmund ist alles wie immer, nämlich laut. Da ist man in der privilegierten Situation, in der ersten Klasse fahren zu dürfen, aber Ruhe hat man trotzdem nicht. Als Erstes kommt jemand und bietet Zeitungen an (was gut gemeint ist, aber muss man deshalb jeden Fahrgast in ein Gespräch verwickeln?), dann kommt jemand und will Kaffee verkaufen (auch ein gut gemeinter Service, aber wieso muss dazu jeder einzeln befragt werden?), dann erfahre ich über Lautsprecher, dass wir soeben in Berlin Ostbahnhof losgefahren sind (ach was!), dann werden Fahrscheine kontrolliert (muss wohl sein), dann wieder der Lautsprecher: Wir fahren nach Köln über Berlin-Spandau, Hannover, Bielefeld, Hamm (Westfalen), Dortmund, Bochum, Essen, Duisburg, Düsseldorf Flughafen, Düsseldorf Hauptbahnhof und Köln-Messe/Deutz (soso, anscheinend steigen öfter mal Leute in diesen Zug, die eigentlich nach Warschau wollten), dann wird mir noch erklärt, wo der Speisewagen ist (diesmal überraschenderweise mitten im Zug, zwischen der ersten und zweiten Wagenklasse!) und dass der Zug aus zwei Zugteilen ...

Wenn der ganze Krach vorbei sein wird, werde ich sicher schon lange in Dortmund sein. Die Bahn will vermeiden, dass man in ihr schläft. Wahrscheinlich beschäftigt sie deshalb auch pro Waggon einen Satz Kegelbrüder, die immerzu Ausflüge nach Berlin unternehmen und auf der Hin- wie Rückfahrt Bier und Schnaps und dann wieder Bier saufen und bräsige abgestandene Witze erzählen. Zum Glück kann ich bald aussteigen. Der Dortmunder Taxifahrer will mich in ein Gespräch über Fußball verwickeln. Ich will aber nicht. Dreizehn fuffzich macht dat dann, dä Herr. Gerne.

Als Erstes treffe ich Manuela zufällig in ihrem Büro an. Meine Marketing-Chefin freut sich aufrichtig, ehrlich; nimmt mich in den Arm, lacht, freut sich wieder. Ein schönes Gefühl, ich wurde vermisst. Ein ehrlich warmes Willkommen. Schön. Noch ein paar Schritte bis zu unserem Gemeinschaftsbüro. Da weder Karl noch Volker noch ich regelmäßig in Dortmund sind, teilen wir uns ein Büro; wir haben nicht mal Bilder, auch keine Schränke, nur drei einfache Schreibtische und weiße Wände. Es fühlt sich an, als würde ich schweben, fühle mich gleichzeitig heimisch und fremd. Ich begegne Kalle, dann Marion, Astrid; dann Jens, Frau ..., danach noch Kristina und Ralf. Alle freuen sich, ausnahmslos. Und – wie ich finde – ehrlich. Ich schwebe weiter. Mir wird klar, dass mein Schwebezustand nichts anderes ist als Schwindel. Schwindel, wie befürchtet. Unruhe. Nervosität. Erst jetzt. Bis hierher war doch alles gut, unauffällig. Jetzt: Schwindel. Na wunderbar, ich kann also gleich wieder zurück. In den Wald. Werde nie wieder rauskommen, aus der Irrenanstalt? So jedenfalls geht es nicht. Ich ...

Gespräch mit Karl. Dann Christoph. Danach Gespräch mit Volker. In ein paar Minuten Vorstandssitzung.

Ich funktioniere. Immer noch. Mir geht es nicht gut dabei, mir ist schwindlig, ich fühle mich unruhig und ängstlich. Aber ich funktioniere. Die Kollegen fassen mich nicht mit Samthandschuhen an, das würde ich auch nicht angemessen finden, das würde mir nicht helfen. Aber sie sind verschreckt. Da geht nun einer von uns für acht Wochen in die Klapsmühle, hat Burnout. Wie behandelt man den denn dann, danach? Ist der jetzt für immer bekloppt? Dass ich das letzte Viertel meiner Heilung erst noch durchlaufen muss, ist Volker suspekt – weil er es nicht versteht. Kann er auch nicht, wie sollte er? Er hatte in den letzten Wochen genug damit zu tun, einen abhandengekommenen Vorstand zu ersetzen. Herzinfarkt versteht man, Krebs auch. Und Schlaganfall. Zur Not auch Diabetes, das kann man verstehen. Aber eine Angststörung? Das versteht man nicht. Und wie geht es dann weiter? Was soll dieser Quatsch mit dem letzten Viertel?

Dabei ist das eigentlich ziemlich simpel. Der Sicherungskasten in meiner Birne hat in letzter Zeit ein paar unsinnige Verschaltungen gebahnt. Und die haben zu Fehlreaktionen geführt: Angst, Panik, Depression. Diese Falschprogrammierung muss nun wieder umgekehrt werden. Anders als in der Softwareentwicklung kann man fehlerhaften Code in der Birne aber nicht einfach löschen, sondern er muss überschrieben werden, durch die Bahnung neuer Schaltkreise. Und das geht nur durch »Exposition«: indem ich mich immer wieder den Schlüsselreizen aussetze und nichts Schlimmes passiert. Dann wird im Sicherungskasten irgendwann die fehlerhafte Schaltung gelöscht und durch die korrekte ersetzt. Komplexe chemische Prozesse in Wirklichkeit, aber ungefähr so muss man sich das vorstellen.

Vorstandssitzung. Meine Kollegen sind verunsichert, noch viel mehr als ich. Keiner sagt irgendwas Unpassendes, aber es sagt auch keiner etwas Passendes. Man beobachtet mich, man nimmt mich zur Kenntnis. Es ist nichts

Böses da, von Seiten der Kollegen, gar nicht. Auch nichts Hämisches und nichts Triumphierendes, kein bisschen. Es ist nichts da. Einfach nichts. Außer dass ich ihnen suspekt bin. Sie sind unsicher, verständlich, irgendwie. Macht nichts, dann ist das eben so, ich kann nichts dran ändern. Sie auch nicht, wir müssen uns langsam wieder aneinander gewöhnen. So wie ich mich langsam wieder daran gewöhnen muss, in mein altes Leben zurückzukehren. Es wird noch eine ganze Weile dauern, ich werde Rückschläge erleben und Fortschritte. Ob ich jemals wieder ganz der Alte werde? Keine Ahnung. Jedenfalls wird es kein leichter Weg werden, so viel ist jetzt schon klar. Ich habe immerhin schon ein gutes Stück geschafft, jetzt werde ich das letzte Stück auch noch hinkriegen.

Und wenn nicht? Morgen fahre ich zurück nach Berlin. Das Wochenende steht an. Keine Pläne. Kein Vorhaben. Nach dem Wochenende geht es weiter, irgendwie. Tja, und wenn nicht? Dann eben nicht. Ich werde überleben. Ich brauche nicht so viel Geld, wie ich heute verdiene. Ich brauche Geld, klar, denn ich bin viel zu jung, um ausgesorgt zu haben. Aber ich komme auch mit viel weniger klar, wenn es sein muss. Wenn es wirklich sein muss, werde ich immer irgendwas können, womit ich meinen Lebensunterhalt verdiene. Ich werde nicht in Not geraten wie die Stahlarbeiter in Rheinhausen, denen es um das wenigstens menschenwürdige Überleben ihrer Familien ging, die keine Alternative hatten. Was wohl aus ihnen wurde? Und aus ihren Familien, Frauen, Kindern, Eltern, Schwiegertöchtern und Vätern? Ich werde mich irgendwie über Wasser halten können, vielleicht sogar ganz passabel. Irgendwas wird gehen, zur Not habe ich immer noch meinen Verstand. Ich muss kein Vorstand sein. Professor Winter hatte recht.

Christiane ruft an und vergewissert sich, dass sie nicht stört. Natürlich stört sie nicht. Dann sei es ja gut, sagt sie. Und sie sagt dann noch:
– Tante Ruth ist heute Nacht gestorben.
Stille im Äther.
Ich habe damit gerechnet, und deshalb bin ich stark. Aber still. Und anteilslos. Stark und still und anteilslos. So ist das. Tante Ruth hat es gut gehabt in den letzten Jahren, war glücklich. Sie wurde 90. Fast 91, und nur einen Tag nach ihrem theoretischen 91. Geburtstag wird sie beerdigt werden. Ihren 90. habe ich noch miterlebt, vor ziemlich genau einem Jahr, auf Heimaturlaub aus der Klapse. Was ist nicht alles passiert in dem Jahr der »Wiedereingliederung«. Tante Ruth habe ich nicht mehr wiedergesehen. Überhaupt habe ich sie nur zwei- oder dreimal besucht im Altersheim. Wie klein sie geworden war, und doch: wie lebensfroh! Falls ich mal so zufrieden sein werde, mit neunzig, dann werde ich am Ende vielleicht doch noch religiös.
Christiane sagt nichts, und doch fragt sie, ohne Worte. Das kann auch nur meine Schwester. Selbstverständlich werde ich zur Beerdigung fahren.
– Schließlich ist sie meine Patentante. Und Ersatzmutter. Irgendwie.
– Ich weiß. Gut, dass du kommst.

Mir macht das alles anscheinend nichts, sonst hätte ich Tante Ruth öfter besucht in den letzten Jahren – ihren letzten Jahren. Irgendwas hat mich heute Rouladen braten lassen, so wie Tante Ruth sie gemacht hat, für ihr Männken, für mich. Die besten Rinderrouladen der Welt, so wie sie alles für ihr Männken besonders gut gemacht hat. Und ich? War ich ein artiges Männken? Ich habe vieles für mich genommen; ich dachte, ich darf alles, kann alles; und ich wollte alles. Hätte ich dankbarer sein müssen, zu meiner Ersatzmutter, meiner Tante? Zu der Schwester meines Vaters? Ihr Sohn war der beste Freund meines Vaters, dabei war er sein Neffe gewesen, eigentlich, und doch waren beide gleich alt. Und gute Kumpels waren sie, Tante Ruths Sohn und mein Vater.

Einmal haben sie beim Spielen ein echtes Flugzeug gefunden, es war vom Himmel gefallen, auf einem Feld, im Krieg, in Bochum; sind hingelaufen, mein Vater und sein Kumpel, aufgeregt, was für ein Abenteuer! Wer ist schneller? Wettlauf zum Tod. Der Pilot war nur noch Matsch. Das war nicht mal mehr gruselig, nur zum Kotzen. Was für eine Scheiße der Postkärtchenmaler da angerichtet hatte. Ein Kontinent ging unter, aus Menschen wurde Matsch. Widerlicher millionenfacher Menschenmatsch. Tante Ruth hat ihrem Jungen und meinem Vater anschließend eine Kirschsuppe gekocht. Mit Eischnee, so wie sie viele Jahre später immer noch Kirschsuppe mit Eischnee gemacht hat. Für mich. Kirschsuppe! Wie ich die Kirschsuppe geliebt habe. Tante Ruth hat funktioniert wie ihre Singer-Nähmaschine: zuverlässig, einhundert Prozent. Meine Heimat, meine Sicherheit, meine Versicherung. Mir bleiben ihre hochtoupierten blonden Haare im Gedächtnis. Eine Dame, fürwahr. Immer.

Ich bin traurig. Traurig, aber nicht verzweifelt. Das macht einen gewaltigen Unterschied. Ich lasse mir Zeit. Wieder liegt Schnee. Wie vor einem Jahr, als ich aus der Klapse kam. Zwischendurch hat die Erde aufs Neue eine rasante Fahrt um die Sonne unternommen und wieder mal eine ganze Runde geschafft, puh! Hier, auf dieser Seite, ist es kalt, jetzt wieder. Wie vor einem Jahr, nach meiner Rückkehr aus dem Wald; als ich gekämpft habe um mein vorheriges Dasein, um die Wiedergewinnung meiner alten Lebenskoordinaten, um meine Leistungsfähigkeit, meine Kraft, meinen Job. Damals hatte ich das Gefühl, neben mir zu stehen, mich selbst zu beobachten, mit Schwindel und deshalb unscharf. Die ersten Tage – ein echtes Wechselbad. Einerseits: schön, dass sich ausnahmslos alle gefreut haben (oder zumindest hinreichenden Respekt aufbrachten, so zu tun). Andererseits: ein echter Kampf. Nach zwei Stunden täglicher Arbeit war ich fix und fertig in den ersten Wochen – musste dann raus aus dem Büro, hatte Schwindelanfälle, manchmal Angstzustände, zum Glück keine Hardcore-Panikattacken. Wie oft dachte ich damals, dass es keinen Sinn hat, ich nicht mehr zu mir kommen werde, nicht mehr wieder reinkomme.

Hamburger Modell nennt man es, wenn der Arbeitnehmer (und an dieser Stelle macht das Gesetz keinen Unterschied zwischen Chef und Angestelltem) sich langsam, mit steigendem Tagespensum wieder an seine Arbeit gewöhnt. Hamburger Modell, und das mir! Früher dachte ich: Man kann arbeiten oder nicht. Wenn nicht, dann geht es eben nicht. Wenn doch, dann auch richtig! Aber früher dachte ich eben auch, dass Burnout eine ziemlich clevere Begründung für eine (vielleicht sogar wirklich notwendige) Auszeit ist. Und jetzt musste ich mich selbst verdammt anstrengen, um diese Auszeit Geschichte werden zu lassen, wieder reinzukommen. Und ich wollte wieder reinkommen. So war jedenfalls der Plan.

Ich musste kein Vorstand sein, so viel war mir zwischenzeitlich klargeworden. Ich musste auch nicht in der Firma bleiben. Ich konnte was anderes machen. Ich hatte eine gute Ausbildung, viel Erfahrung, ein bisschen Startkapital, einen brauchbaren Verstand und vertrauenswürdige blaue Augen. Und ein ganz passables Lächeln; konnte Menschen überzeugen und ihre Argumente verstehen und bewerten, technischer Sachverstand inklusive. Also dann, warum nicht was Neues machen? Da habe ich nun zwei Monate im Wald verbracht und musste anschließend dann doch einen Rückfall nach dem anderen erleben, wochenlang, um mir diese Frage zu stellen. Warum nicht was Neues machen? Stimmt. Auch die wunderbare Frau Engelbertz gab mir recht. Ich hatte mich an den guten Rat gehalten, noch eine Zeit lang in lokaler Einzeltherapie zu bleiben, wenigstens einmal pro Woche. Und was hatte ich für ein Glück! Frau Engelbertz, so eine kluge, einfühl- und aufmerksame, bedächtige und im besten Sinne angenehme Frau. Schon wieder eine Frau. Und was für eine hübsche! Menschliche Wärme gibt es im Großen und Ganzen bei den Frauen, so ist das eben.

Es kommt vor, dass ich gefragt werde, was ich verändert habe, nach dem Zusammenbruch. Nach der Klapsmühle. Nach der Rückkehr. So dies und das – keine Revolution, kein neues Leben, das wäre zu pathetisch. Aber viele Kleinigkeiten. Ich nehme geschäftliche Erfolge nicht mehr persönlich. Misserfolge auch nicht. Ich weiß, dass ich gut funktioniere, und wer das anders sieht, sieht das anders. Fertig. Seine Sache. Weiter. Ich lasse mir nicht jedes Problem unterjubeln. Wer ein Problem hat, darf mich fragen. Ich bin gerne da, mit allem, was ich zu bieten habe. Aber das Problem bleibt seins, wird nicht meins. Weiter.

Ich trenne meine beruflichen Kontakte in zwei Gruppen:

Die erste besteht aus Leuten, die ehrlich sind und aufrichtig. Die können von mir emotionale Kompetenz erwarten. Und Ehrlichkeit und Aufrichtigkeit. Und Trost und Rat und Aufmunterung, Freundschaft. Gruppe zwei besteht aus dem Rest: unaufrichtigen Menschen, die Macht vor Sinn stellen; mich verarschen oder austricksen oder sonst wie übervorteilen wollen; die sich für sich interessieren. Sollen sie, aber nicht auf meine Kosten. Die werden fair behandelt, sachlich. Aber eben auch nur und ausschließlich sachlich und fair. Rational eben, nicht mehr, keinen Deut mehr, auch nicht weniger. Ein einfaches, schablonenhaftes Menschenbild? Ja. Und? Es ist Arbeit, kein Kindergeburtstag. Ich reiche jedem die Hand, der professionell ist. Und das bedeutet, er hält sich an die Spielregeln. Und es bedeutet auch, er ist ehrlich und sachlich und gerecht. So einfach ist das. Fairer Deal. Weiter.

Ich habe meinen Zeitplan geändert. Ich arbeite immer noch viel, aber mit klaren Grenzen. Es ging ja schon damals nicht so sehr um das Arbeitspensum, das war immer in Ordnung. Es ging um die Bewertung. Und es ging, streng genommen, weniger um die Arbeit, sondern um den Rest. Um das Eigentliche, das, wozu ich lebe, wozu ich meine Arbeit mache. Wozu?

Ja, wozu lebe ich denn? Was ist der Sinn? Einfache Sache eigentlich, denn es gibt keinen Sinn. Aber das ist vollkommen egal, denn es braucht auch keinen. Es ist gut, dass ich da bin, einfach so. Die mir von der Evolution zugedachte Rolle ist es, mein Bewusstsein zu gebrauchen. Erkenntnis zu gewinnen, wozu auch immer das führt und was auch immer dabei herauskommt. Vielleicht nichts, vielleicht ein bisschen was. Ach was, ein bisschen was geht immer! Aber da ist eine Voraussetzung: Ich muss zufrieden sein oder interessiert, besser noch begeistert, noch besser:

glücklich. Sonst wird das nichts mit dem Erkenntnisgewinn. Kein Voodoo, sondern neurobiologische Realität. Also, wie glücklich werden? Was tun, was lassen?

Es gibt kein Rezept. Und es helfen auch keine Ratgeber, schon erst recht nicht in schriftlicher Form und als Buch für neunzehn neunundneunzig. Das hilft nur dem Ratgeberschreiber, dem allerdings recht gut. Auch wenn man zwei Monate im Wald war: Man hat viel gewonnen, aber nicht die Antwort auf die Frage aller Fragen. Also: Was nun? Ist Glück nur Zufall? Ja und nein. Glück ist so sehr Zufall, wie Quantenmechanik Zufall ist, nämlich nur in sehr großer Zahl vorhersagbar, so wie alle statistischen Phänomene. Und das heißt, dass man die Wahrscheinlichkeit erhöhen kann, glücklich zu werden; indem man Dinge tut, die viele Leute tun, denen es gutgeht, die glücklich sind. Das ist reine empirische Forschung und gar kein Geheimwissen.

Sport ist eine von diesen Sachen. In der Klinik hat man uns nicht umsonst mehrmals pro Woche scheinbar sinnbefreit mit Medizinbällen umhergescheucht oder Federball spielen lassen oder eben an den Geräten im MTT-Raum gequält. Körperliche Betätigung taugt wie wenig anderes als Antidepressivum, kein Mensch weiß so genau, warum. Aber das ist ja auch unbedeutend, die Statistik hat uns dabei geholfen, diesen Zusammenhang aufzudecken, ganz egal, ob wir ihn erklären können oder nicht – sportlich aktive Menschen sind mit hoher Wahrscheinlichkeit glücklicher. Mir jedenfalls reicht es, diesen Effekt zu kennen, denn er hilft mir. Wenn ich will, jeden Tag. Dabei war ich auch vor dem Aufenthalt in der Klinik ein recht ausdauernder Läufer, nur war ich das viel zu selten. Mittlerweile gehört das Laufen zu meinen liebsten Beschäftigungen, es ist nicht mal anstrengend, es macht einfach nur Spaß – wenn man halbwegs trainiert ist, und dafür kann man ja sorgen. Schuhe anziehen, rausgehen, laufen. Glücklich sein. Keine Ahnung, warum das funktioniert, aber es funktioniert. Zuverlässig wie Valium, nur ohne Nebenwirkungen.

Vielleicht ist es dieses intensive Gefühl für den eigenen Körper, das mich näher an mir dran sein lässt. Denn darum geht es am Ende. Ob Eduard das meinte, als er sich in der Gestaltungsstunde verabschiedete und uns berichtete, er sei ganz bei sich? Damals fand ich das unsäglich doof; heute suche ich Situationen, in denen ich meinen Körper oder meinen Geist oder beides zusammen intensiv wahrnehme. Einfach so, weil es gut ist, mich zu spüren, denn dann kann ich feststellen, ob alles gut ist. Ob es mir gutgeht. Man kann das Achtsamkeit nennen, wenn man will: Möglichkeiten zu schaffen, sich selbst zu verstehen. Da halfen dann doch die zwei Monate im Wald: Ich habe gelernt, mich zu beobachten, mich dabei nach und nach kennenzulernen. Heute weiß ich ganz gut, wer ich bin und was ich kann – und was nicht. Beides zusammen ist okay für mich, es ist ausreichend, fühlt sich gut an. Ich finde mich ganz okay, das ist ein schönes Gefühl.

Und das Beste ist: Ich kann dieses Gefühl verbessern und verstärken, und dazu brauche ich nur Zeit und meinen Kopf. Manchmal auch Musik oder ein Buch. Oder einfach nichts. Oder ein Museum oder einen Konzertsaal. Und dann mal wieder nichts. Oder einen Freund oder eine Kollegin für ein Gespräch. Und dann wieder unverplante Zeit – für nichts. Nur für das, was mein Bewusstsein damit anfängt. Und es fängt irgendwas an mit der freien Zeit, darauf kann man sich ganz sicher verlassen, man muss es nur machen lassen. Es ist nämlich ganz schön kreativ, dieses Bewusstsein da oben in meiner Birne, und so neugierig. Und je mehr es benutzt wird, desto neugieriger wird es. Und desto zufriedener. Freie, unverplante Zeit, in der richtigen

Dosis genossen und dabei aufmerksam beobachtend, was sich daraus entwickelt – es gibt nichts Besseres. Nicht mal Nutella zum Frühstück kann da mithalten. So funktioniert nun mal der Schaltkasten da oben, er will benutzt werden, will seine Möglichkeiten ausspielen, nicht einfach nur funktionieren, sondern auch gestalten, kreativ sein; will lernen und etwas entwickeln. Psychologen nennen das Flow. Und dafür braucht man Zeit. Ohne Plan. Zeit ohne Plan für Flow.

Was habe ich noch mitgenommen aus dem Wald? Zum Beispiel den Wald. Seine Einsamkeit, die Stille. Die Ruhe, die mich zur Ruhe kommen ließ; in der ich plötzlich der Mittelpunkt meiner Welt war, denn da war nichts anderes. Außer die anderen. Und genau dieses Abwechseln aus Einsamkeit und Gruppendynamik, aus Leere und ausgiebiger Kommunikation, dieses Wechselspiel zwischen der Stille im Wald, nur mit mir selbst, und dem unangestrengten Austausch mit den Menschen in meiner Schicksalsgemeinschaft, in denen ich mich gespiegelt habe und denen ich Spiegel war – bei allem anfänglichen Hadern war das wohl dann doch ein wichtiger Teil meiner Therapie. Kein Wunder, ich bin ein soziales Wesen und brauche soziale Kontakte – im Wald wie im wirklichen Leben. Erst mal gar nicht so einfach in den ersten Tagen und Wochen nach der Klinik. Natürlich gab es viele Menschen, die sich Sorgen gemacht hatten, um mich, um meine Gesundheit. Vielleicht auch um mein Leben. Und die nun vorsichtig anklopften, um zu erfahren, wie es mir ging und was da für einer zurückgekommen war aus der Klapse. Man hat ja keine Erfahrung mit so was. Ich war nun »so was«. Und musste mich erst langsam wieder gewöhnen, an mein altes Leben, auch an die alten Freunde, die es zum Glück vorher wie nachher in ausreichender Zahl gab.

Aber zwei Monate können eine ziemliche Zäsur sein, wenn man wirklich »raus« war. Dabei war es so wichtig und ist bis heute wichtig, in einem sozialen Bezugsrahmen zu leben, Freundschaften zu pflegen, neue aufzubauen, in Kontakt mit der allernächsten Umgebung zu sein. Einsames Glück gibt es nicht. Aber dieses sorgenvolle Abtasten in den ersten Wochen, für das ich Verständnis hatte, an das ich mich aber erst mal gewöhnen musste, dieses Abtasten war irgendwie – anstrengend. So wie alles in der ersten Zeit anstrengend war. Alles war unglaublich anstrengend. Und furchtbar mühsam und kraftraubend; so als hätte ich erst mal wieder meine Tanks befüllen müssen, allerdings mit einem Strohhalm statt mit einem Zapfschlauch. Um überhaupt Energie zu haben. Um durchhalten zu können.

Durchhalten!

Eine gute Überschrift für die vergangenen zwölf Monate. Es wäre nicht gegangen ohne Durchhaltewillen und -vermögen. Ich erinnere mich an einen der ersten Tage nach der Klinik. Ich hatte meine zwei Stunden Arbeit absolviert, ein lächerliches Pensum eigentlich. Aber ich war froh, rauszukommen. Ich fuhr nach Charlottenburg, um ein Regal zu bestellen, für meine Wohnung, die sich mittlerweile zum Großprojekt entwickelt hatte (was hätte ich tun sollen in all der freien Zeit?). Nachdem ich mein Auto auf dem Ku'damm abgestellt und verschlossen hatte, schaute ich rauf in die kalte, sonnenklare Winterluft – und wusste nicht, wo ich war; wusste nicht, wo oben und unten, wo vorne und hinten, wo Norden und Süden waren. Ich stand mitten auf dem Ku'damm und hatte keine Ahnung, wo ich war. Also habe ich mich erst mal hingesetzt, auf eine zugefrorene, aber zum Glück schneefreie Bank; in den Himmel geschaut; wieder runter, Luft geholt, langsam geatmet.

Ich schloss die Augen und atmete weiter, langsam und tief. Von hinten links nach hinten rechts lief ein Zeitungsverkäufer auf dem Trottoir entlang, lautstark seine Schlagzeile intonierend, ein Bankraub war wohl passiert. Der Zeitungsmann konnte nicht besonders alt sein, die Stimme klang jugendlich und noch unverbraucht. In Wellen hörte ich Autolärm, immer wenn die Ampel an der Schlüterstraße wieder einen Stoß Autos auf den Ku'damm schleuste. Dazwischen hörte ich den Schnee. Man kann Schnee hören, wenn man sich auf irgendwelche anderen Geräusche konzentriert; der Schnee macht sich durch die Dämpfung dieser Geräusche bemerkbar, Dämpfung und vollständiges Verschlucken der hohen Frequenzen. Und des allgegenwärtigen städtischen Rauschens. Nur Stille bleibt dann zurück und dumpfe Töne – wie die Stimme des Mannes in meinem Rücken, etwa 20 Meter hinter mir, in einem Laden anscheinend. Von Zeit zu Zeit ging die Tür des Ladens auf, und es quoll dumpfes Gebrabbel hinaus in die Winterluft; Gebrabbel eines Mannes mit tiefer, dunkler Stimme. Und eine sehr leise Musik, angenehme leise Musik. Dann ging die Tür wieder zu, die Musik verabschiedete sich in ein noch dumpferes Brummen, der Mann war nicht mehr zu hören. Bis die Tür wieder aufschlug, jemand kicherte, sich verabschiedete. Dann ging die Tür wieder zu. Stapf stapf stapf. Ich hörte, wie jemand sich durch den Schnee arbeitete. Stapf. Immer lauter. Immer näher. Stapf. Die Schlüterstraßenampel ließ wieder eine brummende Welle Autos in den Ku'damm fließen. Stapf. Stapf. Stille.

– Kann ick Ihnen irjendwie helfen?

Ich öffnete die Augen, und vor mir stand ein Penner; eingehüllt in einen dicken alten Wintermantel, eine Mütze auf dem Kopf, sein Haar stand an der Seite und vorne heraus. Plastiktüte in der Hand. Wahrscheinlich Pfandflaschensammler. Mitte 20, auf keinen Fall 30 Jahre alt. Warme Stimme.

– Um ehrlich zu sein, ja! Bringen Sie mich bitte zu meinem Auto. Ich habe Geld, ich kann Sie bezahlen.

– Ick habe ooch Jeld, nur wenjer als Sie. Wo ist Ihr Auto?

– Wahrscheinlich hinter mir.

– Een schwarzer Audi? Der steht hinter Ihnen. Sie können nich fahren. Sie wissen nich ma, wie Sie zu Ihrem Auto kommen.

– Doch, es steht hinter mir, ein schwarzer Audi. Bringen Sie mich hin?

– Nein. Nehmen Se 'nen Schluck.

Der Penner hielt mir einen Flachmann hin. Goldkrone. Ein vorzüglicher Weinbrand, wenn man gerad verzweifelt ist und überhaupt keine andere Wahl hat. So weit war es also gekommen, mitten am Tag Schnaps. Von einem Penner verabreicht, sogar geschenkt. Nach zwei Monaten Klapse. Nein, so weit würde ich es nicht kommen lassen. Nicht Goldkrone.

– Danke. Wirklich nicht. Ich sehe langsam wieder klarer. Es ist sehr nett, dass Sie …

– Lassen Se ma. Brauchen Se noch wat?

Brauchte ich nicht, verabschiedete mich; hielt es für unangemessen, eine Visitenkarte abzugeben, hätte wohl auch keine zurückbekommen. Ich hatte meine Orientierung wiedergewonnen, immerhin. Der Schwindel war verflogen.

Langsam zurück ins Leben, sehr langsam. Verdammt langsam. Die täglichen zwei Stunden in der Firma in der Anfangszeit – für mich wie ein langer zäher Tag. Aber ich wusste ja, dass es so sein würde; dass mein Sicherungskasten die Angst erst langsam wieder zurückprogrammieren würde, weil eben nur durch stete Benutzung des Gehirns die alten Schaltkreise überschrieben werden – indem immer und immer wieder dieselbe Situation auftritt und nichts Schlimmes passiert. Weil keine Bedrohung da ist. Weil ich jetzt bestimmte, was mir bedrohlich werden konnte und was nicht. Die Arbeit jedenfalls nicht, dazu war sie zu unwichtig geworden.

Zurück wollte ich trotzdem. Langsam, sehr langsam ging es voran, ging ich voran. Aber beharrlich. Zwei Monate später hatte ich mein Arbeitspensum Schritt für Schritt auf acht Stunden erhöht, noch ein paar Wochen später war ich wieder auf Normalniveau. Nur eben anders, mit neuen Spielregeln. Ich war wieder da, ein befreiendes Gefühl. Ich hatte es geschafft. Geblieben ist meine Krankheit. Hier und da und immer seltener kommen Symptome zurück, bleiben kurz oder auch mal länger, lassen sich aber immer durch wohlwollende Betrachtung in waches Wohlgefallen auflösen. Und erinnern mich an mich.

Im ICE ist es erstaunlich ruhig, kaum jemand fährt an einem Januarsamstagmorgen ins Ruhrgebiet. Tante Ruths Beerdigung steht an. Ich war seit Jahren auf keiner, bin Beerdigungen aus dem Weg gegangen, war nicht mal bei der von Onkel Willy. Ich weiß nicht mal, wie das geht, und frage mich gerade, ob ich irgendwas brauche, was ich wissen muss, oder irgendwas beachten sollte. Ich könnte eine Bedienungsanleitung für Beerdigungen gebrauchen. Der Abschied von einer toten Tante steht an. Zuletzt dachten wir alle, dass Tante Ruth uns überleben würde, so wach und lebendig wirkte sie noch mit neunzig. Der ICE rattert Richtung Westen. Meine Gedanken verfangen sich bei der Rückkehr in den Wald, Weihnachten vor einem Jahr, in die andere Richtung. *Oh I can't wait to see those faces. And it's been so long. But I will be there.*

Jürgen ist zurück in der Klinik. Die bipolare Störung

hatte wieder nach unten ausgeschlagen, in eine schwere depressive Phase. Die Medikamente waren noch immer nicht richtig eingestellt, das Auf und Ab zu heftig. Gegen das Auf hatte er nichts, gegen die Euphorie. Aber die Abwärtsbewegung musste die Hölle sein. Jetzt ist Jürgen zurück im Wald. Ob er wohl wieder in der Büttner-Gruppe ist? Ob er wie damals einen Handschmeichler nach dem anderen aus Speckstein schleift? Sich nicht um die Regeln schert und nachts im Wald grillt? Bis heute weiß ich nicht, was zum Teufel er in dieser Douglas-Tüte herumgetragen hat. Ich habe nur per Zufall erfahren, dass er zurück ist. Eine aufmunternd gemeinte SMS wollte ich ihm schicken, habe aber überlegt, ob ich das damals hätte gebrauchen können. Wer weiß schon, wie es richtig gewesen wäre.

Von Mike habe ich nie wieder gehört. Würde man mich zum Wetten zwingen, würde ich auf Rückfall setzen. Ich glaube, er ist zu früh gegangen. Ich glaube, er hat sich selbst zu viel zugetraut. Ich glaube, er säuft wieder.

Brigitte und Wolfgang, meine liebgewonnenen Tischnachbarn, habe ich erst vor ein paar Tagen wiedergesehen. Herzliche Begrüßung, nach über einem Jahr! Wolfgang hatte uns eingeladen zur Eröffnung seines neuen Büros hoch über den Dächern Berlins. Er sah gut aus, hat zugenommen, zum Glück für ihn und sein Umfeld. Mehr Wolfgang ist gut für die Welt. Er hatte rote Wangen und das typische Wolfgang-Lächeln. Frisch, freudig. Brigitte geht es gut. Der Krebs ist wohl überwunden, die Stimme repariert. Sie spricht immer noch mit Ausrufezeichen, aber ohne Krächzen. Fast hätte sie mich nicht erkannt, denn auch ich habe zugenommen. Brigitte ist ganz gleich geblieben. Eine Dame.

Thorsten hat mir viele Mails geschickt, mir über die ersten Wochen und Monate nach seiner Rückkehr berichtet. Er hätte mich so gerne in Hamburg gesehen, hat mich immer wieder eingeladen. Ich ihn auch nach Berlin, habe ihm stets geantwortet, diesem angenehmen, ehrlichen Kerl. Hätte mir damals nach der ersten Gestaltungsstunde mit der dunkelblauen Blume jemand gesagt, dass ich ausgerechnet von diesem Thorsten einiges lernen würde, ich hätte im besten Fall geschmunzelt. Und doch war es so; hätte mich eigentlich bedanken müssen. Wenn man genug damit zu tun hat, sein eigenes Leben wieder in den Griff zu bekommen, dann sind 200 Kilometer so was wie Lichtjahre. Thorsten hat sein Geschäft ausgeweitet, viel Geld investiert, etwas riskiert. Keine Ahnung, ob das eine gute Idee ist. Ich mag Thorsten. Ich glaube nicht, dass wir uns wiedersehen werden.

Martin ist zurückgekehrt in seinen Beruf. Und privat? Ob er jemals glücklich werden kann? Ob er sich jemals akzeptieren wird? Und ob er andere akzeptieren wird? Andersdenkende? Andersfühlende? Überhauptfühlende? Martin, so ein quergebürsteter Kauz. Und doch: Ich vermisse ihn.

Was aus Paul wurde, weiß ich nur aus zweiter Hand. Er und ein paar weitere Patienten haben sich zu einer privaten Selbsthilfegruppe zusammengeschlossen. Das würde zu Paul passen; Menschen um sich zu versammeln – das liegt ihm. Ich weiß nicht, warum, aber ich würde drauf wetten, dass wir uns eines Tages über den Weg laufen. Berlin kann ein Dorf sein, wenn man nur will.

Sabrina war damals plötzlich verschwunden. Wir konnten nicht genau ausmachen, ob es die Krankenversicherung war, die einen weiteren Aufenthalt verweigerte, oder ihre Eltern. Oder beide. Ich weiß auch nicht, ob Sabrina nach Paris gegangen ist; ob sie überhaupt ihr Studium wieder aufgenommen und weitergeführt hat. Ich denke fast regelmäßig an sie. Aus psychologischer Sicht.

Heike! Es gab ein Wiedersehen letzten Sommer, in Schweden. Ein Haus am Meer hatte sie gemietet, war vor meiner Ankunft schon zwei Wochen allein dort draußen gewesen. Wir haben gekocht, gesprochen, gelacht, alte Geschichten erzählt. Heike, meine Jugendfreundin aus der Klapsmühle. Sie schreibt so zuverlässig. Und ich so unregelmäßig, dass ich fast ein schlechtes Gewissen habe. Heike will davon nichts wissen, freut sich wie wild, wenn ich schreibe, und ist kein bisschen böse, wenn nicht. Entspannte, tolle Frau!

Der ICE rattert weiter, weiter nach Westen. Pünktlich, wie meistens. Ratter, do-dong do-dong, ratter. Do-dong dodong, ratter. Hannover. Bielefeld. Hamm (Westfalen). Dortmund. Ende. Der Schaffner plärrt in den Lautsprecher, dass sich jemand umgebracht hat. Er benutzt andere Worte, »Personenunfall« heißt das auf Bahndeutsch. In Wirklichkeit ist eine Person zu Matsch geworden, muss von der Lok gekratzt werden und von den Schienen. Deshalb wird der Zug umgeleitet, und ich muss raus. Noch eine halbe Stunde bis zur Beerdigung. Taxi. Alles andere geht nicht mehr. Taxi geht. Nach Bochum-Wattenscheid-Eppendorf. Ich steige aus, bezahle den Gegenwert einer Wohnzimmereinrichtung und schlurfe zur Leichenhalle.

Niemand da. Wo sind die denn? Ich stehe vor der Leichenhalle und niemand ist da. Wo ist meine Bedienungsanleitung für Beerdigungen? Was tun? Schlurfe um die Leichenhalle herum. Immer noch niemand da. Eine Minute vor elf. In einer Minute geht es los. Wo sind die denn nun? Es ist etwas wärmer geworden, und aus Schnee wurde Regen. Und aus Schnee und Regen wurde Matsch. Es regnet jetzt wieder. Wie lange habe ich keinen Regen gesehen und ausgerechnet jetzt, hier vor der Eppendorfer Leichenhalle, regnet es Hunde und Katzen. Scheiße kommt vom Himmel, hätte Tante Ruth gesagt. Vor lauter Regen sieht man die erbärmlich zusammengekrümmte Person kaum, die einen viel zu kleinen Regenschirm notdürftig vor das Gesicht stemmt, sich schnurgerade einen Weg zur Leichenhalle bahnt, durch den Regen, durch die Hunde, die Katzen, die Scheiße, die vom Himmel kommen.

Ist das nicht Klaus? Klaus Striemer, mein – ja, was eigentlich? – Großcousin? Der Mann mit dem Regenschirm nickt mir kurz zu, hat vermutlich keine Ahnung, wer ich bin. Falls es Klaus ist, haben wir uns vor etwa 20 Jahren zuletzt gesehen. Er klappt seinen Schirm zu und geht in die Leichenhalle, ich verbiege meinen Hals, um durch den Schlitz der zufallenden Tür zu schielen. Ich sehe viele Menschen; Tante Ruth hat die Bude wieder voll. Lauter Leute sitzen mit dem Rücken zur Tür und schauen nach vorn – scheint wohl meine Familie zu sein, da drin. Die Tür fällt hinter mir ins Schloss, quietschend, wie es sich für eine Leichenhalle gehört. Ich erinnere mich an diesen Raum. Als ich klein war, wurde andauernd jemand beerdigt, den meine Großmutter oder eine meiner Tanten kannte. Also wurde ich mitgenommen in die Leichenhalle, in diesen schlichten, aber sehr ästhetischen Raum. Fünfziger Jahre, wie fast alles in Bochum. Weiße Wände, ein cooles Mosaik auf der Stirnseite, davor ein großer Tisch aus Beton, mit Blumen drauf. Darunter Tante Ruth in einer Holzkiste.

Die Orgel scheppert los. Ich kann nicht ausmachen, wo sie oder der Organist sich befinden, aber es muss wohl eine Orgel hier irgendwo geben, vom Band kommt das nicht. Tante Ruths Sohn und seine Frau drehen sich zu mir um, nicken grüßend. Die vier Augen sagen: Gut, dass du gekommen bist. Ich setze mich neben Christiane, schräg vor uns sitzt unser Vater, schaut sich um, nickt. Die Orgel hat vorerst ausgeorgelt, Stille tritt ein. Dann quietscht eine Tür, von vorne, neben dem Altar. Findet sich denn wirklich niemand, der mal ein paar Tropfen Öl auf die Scharniere macht? Pastor Schuch tritt aus der Tür und stellt sich an das kleine Rednerpult. Pastor Schuch, wie wunderbar! Dabei ist er schon längst pensioniert, aber Tante Ruths Wunsch war es, dass Pastor Schuch die Grabrede halten solle, wenn es denn so weit sein würde. Es war jetzt so weit. Früher, als ich als kleiner Junge die Ferien bei Tante Ruth verbracht habe, da war ich oft bei den Schuchs; der Sohn der Familie (der ausgerechnet Rüdiger hieß) war mein bester Freund. Und jetzt hält Pastor Schuch die Grabrede für meine Tante Ruth. So schließen sich Kreise. Am Ende. Ende eines Lebens. Es ist zu Ende. Feierabend.

Pastor Schuch findet tröstende Worte und erzählt Tante Ruths Geschichte, liest ihren Konfirmationsspruch vor: »Es ist in keinem anderen Heil, ist auch kein anderer Name unter dem Himmel den Menschen gegeben, darin wir sollen selig werden als allein der Name Jesus Christus.«

Das war 1936; auf dem Höhepunkt der Macht des Wiener Postkärtchenmalers in Berlin. Als überall der Ruf »Heil Hitler« ertönte, da hielt der damalige Eppendorfer Pastor, bekannt als tapferer Widerständler gegen den Nationalsozialismus, in Tante Ruths Konfirmationsspruch dagegen: »Heil ist nur in Jesus Christus!« Nach allem, was wir wissen, wird sie diesen Zusammenhang mindestens geahnt, wahrscheinlich sogar verstanden haben. Genützt hat ihr das freilich nichts. Neun Jahre später wurde ihr erster Mann Horst erschossen, kurz vor Kriegsende in Neuruppin. Erst nach der Wende lichtete sich der Nebel über den Umständen seines Todes. Ruths zweiter Mann, Onkel Willy, fuhr nach Neuruppin, um Klarheit zu gewinnen, wohl auch, um einen Schlussstrich zu ziehen unter eine Katastrophe, welche die Biografien vollkommen unbeteiligter späterer Generationen noch immer unauslöschbar bestimmen würde. So kam es, dass Tante Ruth 45 Jahre später erfuhr, unter welchen Umständen ihr erster Mann, der Vater ihres einzigen Sohns, ums Leben kam: durch den Mord eines Untergebenen, im letzten Moment eines sinnlosen Krieges, der nur noch Tote produzieren konnte.

So wie die Dinge lagen, musste mein Onkel Horst Kröger sterben, als die weiße Fahne gehisst wurde, in Neuruppin.

Pastor Schuch ist bewegt, selbst den Tränen nah. Tante Ruths Sohn ist gefasst. Stärke hat er gelernt, so wie wohl wenige. Christiane weint. Ich weine auch. Die Außentür der Leichenhalle schlägt quietschend auf, jemand da draußen im Regen muss den richtigen Moment abgepasst haben. Pastor Schuch geht zuerst hinaus, ein paar Männer in schwarzen Mänteln heben die Holzkiste mit Tante Ruth an, zu ihnen gesellen sich draußen wie in einer wohldurchdachten Choreografie ein paar ebenfalls schwarze Männer mit schwarzen Schirmen, damit die anderen schwarzen Männer, ohne Schirme, aber mit Tante Ruths Holzkiste, nicht nass werden. Es regnet und regnet, es wird wohl nie wieder aufhören. Wir lassen die Leichenhalle hinter uns und bewegen uns langsam voran, durch den Regen, der aus einem erbärmlich grauen Himmel fällt. Es ist kalt, aber schon lange liegt kein Schnee mehr, es ist nur matschig und grau und nass. Wir bleiben stehen. Da ist ein Loch. Die Holzkiste mit Tante Ruth wird in dem Loch versenkt. Ich werfe eine Blume hinterher. Abschied. Hier ist Schluss.

Es ist gut.